Descodificarte

Descodificarte

Comprende tu pasado
para cambiar tu presente

Maribel Barranco

VERGARA

Papel certificado por el Forest Stewardship Council®

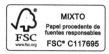

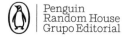

Primera edición: febrero de 2022

© 2022, Maribel Barranco
© 2022, Penguin Random House Grupo Editorial, S. A. U.
Travessera de Gràcia, 47-49. 08021 Barcelona

Printed in Spain – Impreso en España

ISBN: 978-84-18620-36-2
Depósito legal: B-18796-2021

Compuesto en M. I. Maquetación, S. L.

Impreso en Romanyà Valls, S. A.
Capellades (Barcelona)

V E 2 0 3 6 2

Índice

Introducción

Si has llegado hasta aquí es porque, al igual que yo, crees que las soluciones a nuestros conflictos y enfermedades no solo dependen de nuestra herencia genética, o de cualquier agente externo, sino que existe una estrecha relación entre la calidad de nuestros pensamientos, vivencias y emociones, y la calidad de nuestra salud física o psicológica.

Hace unos cinco años comencé a plantearme ciertas cuestiones. ¿Para qué enfermamos? ¿Por qué algunas personas enferman y otras no? ¿De qué depende, de la genética, de los malos hábitos, de la suerte? ¿Por qué las personas que ven siempre el lado positivo de la vida parecen no enfermar o enferman menos?

Bien, cuando estas ideas empezaron a rondarme por la cabeza, no hubo marcha atrás. Creo que, a la vez que me hacía estas preguntas, iba descubriendo mi camino. Los astros comenzaron a alinearse y las situaciones se presentaban una detrás de otra.

Un día, una amiga, que trabaja en el sector de la salud, me llamó para decirme que si quería acompañarla a una charla informativa sobre un curso de Descodificación

Biológica. Yo no tenía otra cosa mejor que hacer y, dado que me pareció un tema interesante, le dije que sí y allí que nos fuimos las dos. Lo que no podía imaginarme era cómo aquella charla iba a cambiar mi vida. ¡En ella estaban todas las respuestas a mis preguntas!

Al salir, hablamos de lo interesante que parecía el curso. Mi amiga dijo que ella no lo haría porque, debido a sus horarios, era muy complicado, y en mi caso el único problema que había era el económico. No podía permitirme realizar la formación. No tenía un sueldo fijo y tampoco podía pedir el dinero a mis padres porque siempre he sido la «rarita» de la familia, la que siempre se ha interesado por las terapias alternativas y energéticas, y la que siempre ha tenido la cabeza llena de pájaros. Así que, nada, volví a casa un poco desilusionada y lancé al campo cuántico mi intención de formarme como acompañante en Descodificación Biológica. Pensé: «Si esto está en mi camino, ya llegará la manera de hacerlo».

Mi sorpresa fue mayúscula porque, en efecto, unos días antes de que terminase el plazo de inscripción para la formación, recibí un ingreso en la cuenta del banco por la cantidad exacta, ya que no había ni un euro de diferencia, de lo que costaba el curso. Por supuesto, no me cayó del cielo; era un dinero que me debía la Hacienda Pública desde hacía tanto tiempo que ya ni me acordaba; pero ahí lo tenía, como una señal divina diciendo: «¡Ahora o nunca!».

Y así fue como empezó mi nueva vida. Sí, mi nueva vida, porque ya nada ha vuelto a ser como antes. He experimentado un cambio de paradigma, un cambio en la forma de ver y sentir las cosas, porque ahora sé cuál es el origen de mi malestar. Y no es que los problemas hayan desaparecido; es que ahora puedo enfrentarme a ellos y, si me superan (que me pasa a menudo), me doy permiso para sentir las emociones, para vaciarlas y no acumular la tensión que más tarde podría convertirse en un síntoma.

Por esta razón, quiero contarte en las páginas siguientes lo que a mí me ha servido de guía, quiero acompañarte en este proceso de evolución. Y, aunque es complicado, resulta tan emocionante y liberador que sentirás que has nacido de nuevo.

¡Bienvenida/o a tu nueva vida!

Origen de la Descodificación Biológica original

En la madrugada del 18 de agosto de 1978, un grupo de aristócratas celebraba una fiesta a bordo de un yate frente a la isla de Cavallo, al sur de la isla francesa de Córcega. A poca distancia, en la cubierta de un barco cercano, dormía un joven de diecinueve años llamado Dirk Hamer, hijo del respetado médico alemán Ryke Geerd Hamer.

Alrededor de las tres de la madrugada, el príncipe Vittorio Emanuele de Saboya empuñó su revólver y disparó al joven Dirk sin motivo aparente. Alcanzado por el disparo y malherido, este fue trasladado con vida a un hospital de Múnich, pero murió cuatro meses después, el 7 de diciembre de 1978, en Heidelberg.

El doctor Hamer y su esposa, la doctora Sigrid Hamer, sufrieron un dolor desgarrador no solo por la pérdida de su hijo, sino también por la ira reprimida al no hacerse justicia, ya que la investigación judicial quedó misteriosamente bloqueada.

Cuatro meses después del fallecimiento de Dirk, su padre fue diagnosticado de un cáncer testicular y su esposa recayó en varios cánceres, incluido uno de ovario, hasta que al final un infarto de miocardio terminó con la vida de ella en abril de 1985.

Estos sucesos llevaron al doctor Hamer a cuestionarse si no habría habido una estrecha conexión entre el desarrollo del cáncer, tanto en él como en su esposa, y el terrible sufrimiento por la pérdida de su hijo.

Dado que trabajaba como médico en un hospital, y además en el campo de la oncología, decidió realizar un examen a cada uno de sus pacientes para comprobar el posible origen de sus patologías. Durante su investigación descubrió que todos esos pacientes con diagnóstico de cáncer habían experimentado con anterioridad un shock psicológico inesperado, o un sufrimiento prolongado, y además lo vivían en silencio. Luego los sometió a resonancias magnéticas sin contraste y descubrió la existencia de una pequeña inflamación que no causaba ningún síntoma neurológico y que los radiólogos clasificaron como una mancha, un defecto de fábrica en la máquina.

Hamer no solo no estaba de acuerdo con sus colegas, sino que además se percató de que esa mancha aparecía en el cerebro de todos los pacientes diagnosticados de cáncer, y también de algo más: había una correspondencia entre la ubicación de la mancha en el cerebro y la del cáncer en el organismo. Hamer llamó a estas manchas «focos de Dirk Hamer» en memoria de su hijo asesinado.

Esto que el doctor Hamer empezó a cuestionarse tras el terrible suceso del asesinato de su hijo, ya fue intuido en la Edad Media. En la Edad de Oro del islam, Ahmed ibn Sahl al-Balkhi (850-934) y Ali Abbas (h. 930-994), dos médicos psicólogos, desarrollaron una interpretación inicial de las enfermedades que eran producidas por interacciones entre la mente y el cuerpo. Es decir, ambos se dieron cuenta de que la fisiología y la psicología de un paciente estaban relacionadas. Descubrieron correlaciones entre pacientes que eran física y mentalmente sanos y entre aquellos que eran física y mentalmente enfermos. Por desgracia, no fueron escuchadas sus teorías ni tenidas en cuenta.

A principios del siglo XX, fue el fisiólogo estadounidense Walter Cannon quien estudió el efecto de las emociones sobre el sistema nervioso autónomo de los animales y las reacciones al estrés, al miedo o a la rabia. Este científico promovió la investigación de reacciones de lucha o huida ante situaciones estresantes externas.

Más adelante, a mediados de los años cuarenta, el investigador canadiense de origen austrohúngaro Hans Selye propuso el concepto de síndrome de Adaptación General, o estrés, para resumir un conjunto de síntomas psicofisiológicos que ocurren en una situación de ansiedad. Selye separó los efectos físicos del estrés de otros síntomas que tenían sus pacientes, y observó que estos padecían trastornos físicos que no eran causados por su enfermedad o estado de salud, y describió tres fases: alarma, resistencia y agotamiento.

REACCIÓN DE LA ALARMA

El estresor supera el nivel de tolerancia aceptable, por lo que se activan los procesos de defensa y alerta sobre daños posibles para el organismo.

Se pueden presentar algunas reacciones fisiológicas que tienen su representación somática, principalmente a través de modificaciones y alteraciones de las funciones biológicas del organismo.

RESISTENCIA

Es la respuesta defensiva del organismo que busca estabilizarse debido al conflicto con los estresores.

Puede implicar la modificación de funciones biológicas corporales para adaptarse a la situación y la construcción de un complejo defensivo que puede terminar siendo ineficaz por el alto grado energético involucrado.

AGOTAMIENTO

Cuando la situación estresante persiste y no se logra su estabilización, la capacidad adaptativa o de resistencia del organismo disminuye, lo que vuelve ineficaz el intento de resistencia.

Dicho aminoramiento de las energías de oposición a los estresores puede involucrar daños en el funcionamiento biológico del organismo, incidiendo en la presentación de patologías.

Síndrome de Adaptación General, o del estrés. *Fuente:* Hans Selye (1950).

También en el siglo pasado, Georg Groddeck, considerado pionero de la medicina psicosomática, reforzó la idea de la influencia de la mente en el cuerpo.

El que llega a la conclusión de que yo medico mentalmente a un hombre que se ha roto la pierna, tiene razón, pero también ajusto la fractura y protejo la herida. Luego le doy un masaje, hago ejercicios con él, le doy a la pierna baños diarios con agua a 45 °C durante media hora y cuido que no se inflame ni supure, y cada tanto le pregunto: «¿Por qué se rompió la pierna, *usted mismo*?».

GEORG GRODDECK, 1977

Entre los años cincuenta y ochenta, Henri Laborit realizó estudios sobre el comportamiento instintivo e inconsciente en humanos en situaciones estresantes, basándose en observaciones del reino animal, y observó tres comportamientos típicos:

1. Búsqueda. Buscar alimento, buscar pareja para la procreación, etc.
2. Gratificación. Si en la búsqueda la persona tuvo una sensación agradable, persistirá con el comportamiento que le ha gratificado.
3. Inhibición. Si el individuo encuentra algo en la búsqueda que no le da placer o es arriesgado, se produce una inhibición con las opciones de huida o agresión. En este punto surge el miedo a lo que el individuo no puede dominar o controlar.

El estrés es una serie de reacciones fisiológicas en el organismo que se producen como respuesta física a determinados estímulos: el miedo, la ira, la tensión, la alegría, el frío, etc. Ante una situación estresante, se establecen diversos mecanismos de defensa para contrarrestar la situación percibida como una amenaza. Estos mecanismos son la huida, el ataque o la parálisis.

Cuando las exigencias sobre el entorno, ya sea familiar, social, personal, profesional, etc., son muy elevadas en relación con los recursos disponibles para un individuo, se desarrolla una serie de reacciones fisiológicas adaptativas. En este caso, puede haber reacciones emocionales desagradables, como ansiedad, depresión, ira o enfado.

Cuando una persona experimenta un DHS (Síndrome de Dirk Hamer) o un bioshock —es decir, una situación dramática e inesperada que no tiene solución y no se puede expresar—, el nivel de estrés aumenta, el cerebro capta el tipo de respuesta y el cuerpo se prepara para aliviar la tensión activando el sistema nervioso autónomo y el sistema endocrino.

Todos los mecanismos que desarrolla el organismo, como pueden ser la aceleración de la frecuencia cardiaca y respiratoria, la dilatación de las pupilas o el aumento de la coagulación sanguínea, entre otros, son para incrementar las probabilidades de supervivencia frente a una amenaza a corto plazo, y no para que esos mecanismos sean mantenidos en el tiempo, como sucede en algunos casos.

Esto es lo que llamamos «forma indirecta» de sentir estrés; es decir, que cuando una persona sufre algún tipo de conflicto repetitivo o recurre a una idea contradictoria, aumenta de forma gradual su nivel de estrés hasta que el cerebro capta el peligro y comienza el mismo circuito que en el caso anterior.

Al contrario de lo que podríamos pensar, el cerebro no es un órgano inteligente; es el responsable de nuestra supervivencia. Por eso no nos deja pensar en momentos de estrés, sino que, simplemente, actúa.

Todas esas investigaciones y teorías sirvieron al doctor Hamer como base para el inicio de sus estudios y para fundar la llamada Nueva Medicina Germánica. A él le debemos la teoría de este nuevo paradigma sobre el origen de la enfermedad, que se basó en cinco leyes biológicas:

1. **DHS o bioshock ante una situación dramática.** Antes de la aparición del síntoma, la persona ha vivido un momento de shock, inesperado, dramático, sin solución, sin expresión y en soledad.
2. **Carácter bifásico de la enfermedad.** Muestra que los síntomas siguen un orden lógico, y aparecen cuando el conflicto está activo o bien cuando ya está solucionado.
3. **Sistema ontogénico de la enfermedad.** Establece la forma de ser vividos los conflictos, en función de la capa embrionaria de la que derivan. Las capas embrionarias son tres: el endodermo, el mesodermo y el ectodermo.
4. **Sistema ontogénico de los gérmenes.** Explica el papel de los microbios en la restauración de los tejidos. Saben con exactitud dónde, cómo y cuándo actuar en función de la capa embrionaria.
5. **Sentido biológico de la enfermedad.** Todo tiene un sentido, la enfermedad es un Programa Biológico de Supervivencia.

El sentido biológico de la enfermedad

De las cinco leyes que conforman la Nueva Medicina Germánica, la quinta se centra en el sentido biológico de la enfermedad. Esta ley dice que, bajo ciertas circunstancias, cuando una persona experimenta una vivencia dramática, y no la expresa, va a quedar retenida como un elemento que buscará salida a través del síntoma.

Esto significa que la persona, antes del inicio del síntoma, ya ha experimentado malestar, es decir, un shock biológico en un órgano determinado como resultado final.

Por lo tanto, siempre que una persona presenta un síntoma, podemos preguntarle qué vivencia ha tenido antes de su aparición, qué emoción específica ha sentido. Esa emoción, asociada a la vivencia, estará en relación con el tipo de órgano afectado.

En función de cómo hayamos vivido una situación de estrés, el resultado será la aparición de uno u otro síntoma. Puede ser un síntoma físico, comportamental o mental, o que implique cambios en el estilo de vida. Quizá forme parte de un único instante, de un momento de bioshock, de choque inesperado y dramático, y que no se exprese y, por lo tanto, no se busque una solución y sea vivido en soledad. Así pues, se trata de un evento que, de repente, irrumpe en nuestra vida y nos sorprende, pero no se expresa a nivel emocional, a nivel interno. Se puede contar la historia y narrar la anécdota y, sin embargo, no explicar la emoción sentida en ese instante, por lo que se quedará grabada como un resentir profundo.

Es posible que recibiéramos la noticia de que un familiar nuestro estaba enfermo, o quizá nos insultaron en nuestra infancia y no supimos cómo reaccionar; el caso es que, para el cerebro, no importa el evento en sí, sino cómo uno lo siente y de qué modo vive ese momento. Este bio-shock tiene una enorme carga de energía que se acumula y debe liberarse. Dicha acumulación de estrés emocional se almacena en la memoria del cuerpo hasta que sale en el momento menos esperado y es evacuado. Puede suceder a través de los sueños, los errores, los lapsus o, en el peor de los casos, de una enfermedad. Pero nuestro cuerpo está preparado biológicamente para mantenernos en equilibrio.

Una situación de bioshock está detrás de una necesidad descubierta y que ha quedado guardada en lo que denominamos «resentir» o «vivencia profunda». Esta vivencia interior no expresada adquiere la forma de metáfora corporal. Por ejemplo, si se vive una situación muy difícil de digerir, es probable que se exprese en alguna parte del sistema digestivo, que es el encargado de realizar esta función.

Siempre va a haber una palabra o una expresión que describa la necesidad que quedó descubierta en el momento del conflicto. Por lo tanto, ante esa situación difícil de digerir, lo que la persona podría expresar de manera constante es: «No lo trago». De ahí que para los terapeutas sea muy importante practicar la escucha activa.

Los síntomas pueden ser físicos (dolor de estómago), pero quizá tengan otra expresión. Las personas que viven siempre enfadadas, se muestran coléricas o incluso son agresivas, también pueden estar expresando una sensación de indigestión a nivel relacional. Es decir, presentan un síntoma, pero la tensión es evacuada de otra manera.

Los programas biológicos se activarán siempre e implicarán a un órgano del cuerpo, con independencia de que luego se trasladen a un plano psíquico y se desarrolle un trastorno del comportamiento. El estrés que experimenta la persona en el momento dramático, la manera de vivirlo, es lo que va a determinar qué impacto tendrá esto en su propia vida. Cada uno de nosotros sufrirá innumerables contratiempos en el transcurso de la vida, pero no todos harán que desarrollemos una enfermedad.

El problema sobreviene cuando hay situaciones que van más allá de la intensidad del estrés, pero que nuestro cerebro puede manejar de inmediato. En este caso, el cerebro reconoce la situación peligrosa y pone en marcha un mecanismo de supervivencia.

Si se tiene una necesidad biológica como puede ser comer y se dispone de alimentos, no habrá problema; pero si se tiene una necesidad de comer y no hay alimentos, esa necesidad chocará con la realidad y el resultado será un conflicto biológico que hará que aumente el nivel de estrés.

Cuando una persona vive una situación conflictiva, primero buscará una solución exterior y, si no la encuentra, tendrá que buscarla en el interior. Será en ese momento cuando el cuerpo hablará. Existirá una proliferación de células (para activar el proceso biológico), o el órgano relacionado hará más funciones (producir una determinada enzima o actividad en ese órgano), para poder resolver ese choque biológico que se ha vivido.

Una vez que pasa la situación peligrosa y bajan nuestros niveles de estrés, el cuerpo entra en un proceso llamado «vagotonía», en el que tiene lugar la reparación fisiológica o tisular y la recuperación física y mental. Nuestros aprendizajes serán los que determinen cómo reaccionamos ante determinadas experiencias. Estos conocimientos no se adquieren por completo a partir de la experiencia personal, también es posible que los hayamos heredado de padres y antepasados en lo que se llama «línea de la vida».

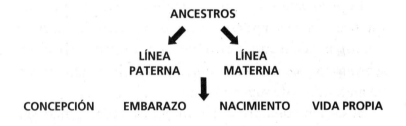

En el momento en que se vive una situación conflictiva, si se encuentra un recurso, el cerebro lo dará por válido y no activará el modo supervivencia. Por eso es muy importante contar con herramientas internas para la gestión emocional, ya que, de no existir una solución externa, será nuestro organismo el que busque una solución interna y ponga en marcha la maquinaria necesaria para liberar el estrés acumulado.

El conflicto biológico surge de un desajuste entre una necesidad biológica y su satisfacción. La intensidad del estrés experimentado, la duración en el tiempo y la reacción emocional determinan la profundidad del cambio orgánico y, por lo tanto, la gravedad de la enfermedad.

La actitud física y psíquica de la persona, sobre la cual

tendrá impacto el bioshock, es fundamental para que se desencadene un síntoma.

Desde el punto de vista físico, la mala alimentación, la ingesta de grasas, el uso de drogas tóxicas, el consumo de alcohol, la falta de descanso o los cambios en el ritmo biológico (que provocan debilidad biológica o inmunosupresión) son la base de una patología. El miedo, el agotamiento, el aislamiento emocional, la desvalorización, la impotencia, la ira, la frustración, la victimización u otros sentimientos de este tipo hacen que las personas sean propensas a la pérdida del equilibrio (en general, inestable) y la aparición de síntomas.

Además, también existe la «identificación con», que es una dependencia psicoemocional interior y/o exterior. Por ejemplo, para quienes se identifican con su trabajo, su vida dejará de tener sentido desde el momento en que dejen de realizarlo. Y es que hay una gran ruptura entre el mundo interior de la persona y su mundo exterior. Cuanto más débil sea el mundo interior, mayor será la demanda de apegos externos (trabajo, hijos, estatus social, dinero, deportes, etc.), pues la persona se separa de forma inconsciente de su cuerpo, de su mente y de sus necesidades profundas.

Esta disociación, unida a un choque biológico de pérdida de algo o de alguien, de ruptura, de cambio o de muerte, llevará a una somatización precisa a nivel biológico.

La tríada psique-cerebro-órgano

Para el doctor Hamer, la enfermedad es un programa especial con un significado biológico que tiene su origen en el DHS (Síndrome de Dirk Hamer), un choque inesperado, muy agudo y vivido en soledad, y que ocurre simultáneamente en la psique, en el cerebro y en el área correspondiente del cuerpo.

Se trata de una nueva concepción de la medicina que tiene en cuenta un organismo universal comprendido por la unión de la psique, como integradora de todas las funciones del comportamiento y de los conflictos; el cerebro, como «ordenador» que controla todas estas funciones del comportamiento y de los conflictos; y los órganos, que expresan los resultados de estos sucesos.

RYKE HAMER

Es importante destacar que el cerebro va a tratar siempre de luchar por la supervivencia. Por eso, cuando vivimos una situación desestabilizante, lo toma como una amenaza real y pone en marcha los mecanismos orgánicos de defensa.

Cada órgano dañado corresponde a un sentimiento exacto y está relacionado con nuestras emociones y pensamientos. La aparición de una enfermedad o síntoma es la respuesta biológica de supervivencia ante un evento emocionalmente incontrolable. Si no tenemos una solución externa a esta necesidad descubierta, la tendremos desde el interior.

Para entender mejor que las enfermedades están asociadas a un órgano en concreto y a determinada emoción, veamos un ejemplo. Sonia, de treinta y cuatro años, llegó a mi consulta demacrada, con ojeras y una notable pérdida de cabello. Su diagnóstico médico era hipotiroidismo. Había estado tomando medicamentos durante algunos meses y, aunque sus análisis de sangre habían mejorado y su médico le había reducido la medicación, todavía se sentía igual de cansada.

El hipotiroidismo es una afección en la que la glándula tiroides no produce suficiente hormona tiroidea y, como resultado de ello, el metabolismo se ralentiza. Cualquier enfermedad relacionada con la tiroides tiene que ver con la percepción y la gestión del tiempo. En el caso del hipotiroidismo, por fuerza, se vive un conflicto en el que es necesario ralentizar el tiempo.

Con esta información, le hice a Sonia la siguiente pregunta: «¿Qué situación has vivido en la cual has necesitado que el tiempo pasase más despacio?». Entonces, lo primero que me dijo fue que no recordaba ninguna situación en la que sintiera esa necesidad.

Es muy importante saber que nuestro subconsciente almacena la información que nos hace sufrir en lo más profundo de la psique para evitar mantenernos en la angustia. Por eso seguí haciéndole a Sonia el mismo tipo de preguntas; tenía que acceder a esta información… Al final, su respuesta fue: «Bueno, hace cerca de un año, a mi madre le diagnosticaron cáncer de páncreas. No quería que ella muriera; necesitaba más tiempo para estar con ella. Nunca se lo dije a nadie, tenía que parecer fuerte…».

Por lo tanto, el primer pensamiento de Sonia fue que necesitaba más tiempo. Su cerebro reconoció esta necesidad y automáticamente ordenó a la tiroides que redujera la secreción de hormonas.

Ante las experiencias dramáticas, reaccionamos a nivel inconsciente y les damos un significado que puede ser diferente para cada persona. Frente a un determinado evento, la persona reacciona y el resultado se puede clasificar en positivo, negativo o neutro.

La forma de sentir esta experiencia será la que aumente, disminuya o mantenga el nivel de estrés, y nuestro cerebro reaccionará enviando señales de alarma al órgano correspondiente, aumentando o disminuyendo su función celular según la necesidad detectada.

El síntoma solo ocurre cuando la forma en que se vive un evento es negativa. Si el evento es positivo para mí, o si no creo que sea importante, la carga de exposición no aumentará y no será necesaria la evacuación.

En una situación de desempleo, por ejemplo, las personas pueden reaccionar de manera muy diferente. Habrá quien sienta que el despido es una oportunidad para salir de su zona de confort y recuperar la motivación e interés en un nuevo trabajo, y no desarrollará síntomas; y habrá quien se preocupe y sienta que esta falta de trabajo conducirá a una crisis económica y, como resultado, no tendrá dinero suficiente para comer. En este caso, la sensación de carencia afectará al hígado, que es el encargado de gestionar las reservas.

Por lo tanto, la Descodificación Biológica es un acompañamiento emocional a través del cual el paciente explora, junto al terapeuta, las situaciones conflictivas vividas que han sido guardadas en el inconsciente por su naturaleza dolorosa. Se trata de revivir estas experiencias para liberar la carga emocional que no se liberó en aquel momento. De esta manera, el síntoma habrá cumplido su función.

La mente inconsciente
y sus ilusiones

Estructura de la mente inconsciente

Nuestros procesos mentales son una combinación dinámica de procesos conscientes e inconscientes. La parte inconsciente crea alrededor del 90 por ciento de lo que hacemos, sin perturbar la parte consciente, sin prestarle atención. Se puede decir que alrededor del 97 por ciento de las acciones que realizamos a diario están determinadas por nuestra parte inconsciente. Una vez que el cerebro ha dominado habilidades complejas, estas se remiten al inconsciente, de modo que cuando necesite utilizarlas de nuevo, pueda hacerlo sin pensar en ello. La mayor parte del tiempo usamos el piloto automático. Conducir es un ejemplo de esto, porque somos capaces de centrar nuestra atención en la carretera, revisar los semáforos para ver si alguien va a cruzar la calle y controlar los espejos retrovisores o la palanca de cambio, y podemos hacerlo todo mientras pensamos en la lista de la compra o en el tema que debemos presentar en nuestra próxima reunión de trabajo. La mente subconsciente es la responsable de realizar estas tareas rutinarias.

La imagen de un iceberg es una metáfora a la que, en general, se recurre para explicar los conceptos de conciencia e inconsciencia. En la práctica, la conciencia será la punta del iceberg, pues se puede ver a simple vista; mientras que la mente subconsciente es un objeto enorme que se halla por debajo de la línea de flotación, que en general no se aprecia, pero sabemos que encontrarlo allí es fundamental para apoyar la parte visible del iceberg.

Tomando como referencia la imagen del iceberg, veamos cómo está estructurada nuestra mente. La parte visible es nuestra mente consciente, que solo representa el 3 por ciento de nuestros pensamientos. En esta parte, desarrollamos la inteligencia a través de la cual podemos adquirir conocimientos. La mente consciente es la responsable del razonamiento lógico, con la que tomamos las decisiones del día a día. A través del pensamiento consciente adoptamos una actitud proactiva, es decir, actuamos conscientemente según nuestros deseos y gustos.

Es en la mente consciente donde se encuentra nuestra historia, lo que narramos sobre nuestra existencia y la existencia de los demás. La manera de percibirnos, cuál es mi vida, cómo me afecta el comportamiento de los demás y mi relación con el entorno. Es muy valiosa para todo lo que implica la resolución de problemas de naturaleza lógica, o metacognición, que es el análisis consciente de nosotros mismos en el entorno que nos rodea.

Por otro lado, está la parte oculta del iceberg, que representa nuestra mente inconsciente. Al principio, Sigmund Freud, en sus investigaciones en el campo de la neurología, que luego fue derivando hacia la vertiente psicológica, habló de la idea de una mente inconsciente, que a su vez estaba constituida por preconsciente e inconsciente. Más tarde, y apoyando las investigaciones de Freud, sería el psicólogo Carl Gustav Jung quien desglosaría el contenido de estas dos mentes e incorporaría una tercera, la más profunda: el inconsciente colectivo, que veremos más adelante.

De igual forma, Jung englobó el preconsciente y el inconsciente en un todo al que denominó «inconsciente personal». Es en la parte más superficial de este inconsciente personal donde se almacenan las conductas aprendidas, las reglas sociales, lo asimilado y clasificado como bueno o malo; es decir, la moral, la ética. Allí se almacena todo lo que se hace sin pensar, pero que ha sido aprendido en algún momento. Es, por ejemplo, como cuando todos los conductores se detienen ante un semáforo en rojo sin meditarlo, porque saben que es obligatorio detenerse y porque, de lo contrario, estarían poniendo en peligro la vida de los demás.

Asimismo, en este inconsciente individual, pero a un nivel un poco más profundo, aparece el concepto de «sombra». Fue Jung quien tomó esta expresión de Nietzsche para designar el aspecto inconsciente de la personalidad, caracterizado por rasgos y actitudes que el yo consciente no reconoce como propios. Podemos decir que es la parte oscura de la personalidad, la que pone de manifiesto nuestros miedos, frustraciones, inseguridades, etc. Es la suma de todas las disposiciones psicológicas personales que la conciencia no asume debido a su incompatibilidad con la imagen que tenemos de nosotros mismos. Son aquellos aspectos que no podemos mostrar al mundo porque, si lo hacemos, no seremos aceptados por los demás. A simple vista, la mayoría de nosotros nos vemos como personas simpáticas y amables (máscara social consciente) y es así como nos mostramos ante los demás; sin embargo, en nuestro interior hay guardadas muchas historias reprimidas que a veces esconden ira, odio o violencia, y que en algún momento van a emerger de las profundidades de la psique mediante reacciones desmesuradas y sorprendentes, incluso para la persona que las está experimentando. Del mismo modo, a la sombra va todo aquello que, por la educación recibida y la ética social, catalogamos como «malo», «negativo» e incluso «despreciable».

Un claro ejemplo de proyección de la sombra es la manera de reaccionar de las personas ordenadas y metódicas ante el desorden. ¿Alguna vez te han regañado por cómo tenías tu habitación? Esta reacción, ¿te pareció normal o desmesurada? Además de pedirte que ordenases la habitación, ¿lanzaron más juicios sobre ti? Seguro que sí.

Lo más probable es que pensaras que tu padre o tu madre no tuvieran mucha razón y que en esa regañina estuviera proyectada su sombra. Es cierto, pero en ella también iban todas las frustraciones acumuladas durante el día, y tu padre o tu madre, en lugar de ir haciéndoles frente una a una, las fueron dejando pasar hasta que acumularon tanta tensión que fueron incapaces de controlarla.

¿Cómo se puede entonces identificar dónde está nuestra sombra? Observa qué es aquello que más te molesta de los demás, lo que te altera en extremo. Esto está en ti, en tu sombra, y es lo que proyectas al exterior. Fíjate bien en lo que te produce dolor, lo que te llega al alma y te hiere, y quizá no entiendas bien por qué.

Examina si emites juicios o críticas exageradas sobre los demás. Esta es tu sombra; algo estás viendo en ellos que resuena con tu represión.

Las relaciones adictivas y tóxicas también forman parte de la sombra, de los actos impulsivos y dañinos para uno mismo. Haz una pausa y párate a pensar cuáles son las emociones que has ido reprimiendo a lo largo de tu vida y que, en el presente, niegas o te cuesta expresar. Así comprobarás como, aunque no las expreses de manera consciente, de vez en cuando las dejas salir…

Todo esto es lo que conforma la sombra, y como dijo Jung: «La forma de lograr la sanación y la libertad personal es haciendo consciente esta sombra, enfrentándonos a ella».

Uno no se ilumina imaginando figuras de luz, sino haciendo consciente la oscuridad.

Carl Gustav Jung

En conclusión, conocer el lado oscuro nos permitirá ser nosotros mismos, dando permiso a todas esas partes que conforman nuestro yo y poder así sentirnos plenos y completos, es decir, vivir con autenticidad.

De igual manera, Jung nos dejó el concepto de «inconsciente colectivo», y, partiendo de un sueño que él tuvo, dijo que era «como el sótano escondido debajo de una casa, al cual se entra por unas escaleras polvorientas y al final conduce a un cuarto viejo por debajo de un sótano ordinario, lleno de huesos prehistóricos y alfarería».

El inconsciente colectivo se encuentra situado en la zona más profunda de la psique, y se parte de la idea de que hay una mente en común para toda la humanidad, una dimensión que está más allá de la consciencia y que es común a la experiencia de todos los seres humanos. A diferencia del inconsciente individual, que se adquiere a través de las experiencias de vida, el inconsciente colectivo es una plataforma común, compuesta de arquetipos que dan forma a nuestra personalidad. Es decir, hay una serie de experiencias psicológicas, imaginativas y simbólicas, cuya existencia no depende de los conocimientos adquiridos, sino que son experiencias compartidas por todos, con independencia de la historia de vida personal. Por ejemplo, todos tenemos la imagen de lo que es un héroe, un sabio o una madre. Para Jung, todos los mitos e historias son proyecciones del inconsciente colectivo. Pero, independientemente de que hablemos del inconsciente individual o colectivo, el propósito de la mente inconsciente es sobre todo controlar lo que está más allá del alcance de la comprensión. Por esta razón, cuando somos conscientes de que ciertas partes de nosotros mismos no están funcionando bien (situaciones de bloqueo o patrones que se repiten), es necesario entender que hay una información que está actuando por debajo de la mente consciente, que está afectando de forma directa la comprensión de la realidad.

La mente está siempre pensando en lo que sucedió en el pasado y planificando cómo será el futuro, pero rara vez se enfoca en el presente de manera consciente. El inconsciente es el encargado de que los pensamientos permanezcan anclados en el pasado o enfocados en el futuro. Se puede decir que protege del ambiente actual, y si existe algún peligro es el responsable de dar una respuesta inmediata y adecuada al entorno.

Es una mente animal, que solo busca alejarnos de un peligro aparente que pueda atentar contra nuestra vida e integridad y acercarnos al placer.

Una mente atemporal

La atemporalidad es una ilusión que consiste en el hecho de que, dentro de la mente, el inconsciente no tiene noción del tiempo: para él, pasado y presente, y pasado y futuro, son lo mismo. Para la mente inconsciente solo existe el tiempo presente; todo sucede aquí y ahora. Es una ilusión que permite viajar en el tiempo y revivir momentos pasados o imaginar situaciones futuras y, sin embargo, la mente las siente en tiempo presente. Si esto no fuera así, muchos años después de vivir un conflicto donde una emoción quedó codificada, no reviviríamos ese momento al recordarlo.

Por esta razón, al evocar eventos traumáticos o dolorosos del pasado, se experimentan las mismas emociones y sentimientos que fueron vividos en aquella situación. Volvemos al momento en el que sucedió todo.

Este es el caso de Manuel, que fue despedido de su trabajo como transportista al poco tiempo de cumplir cuarenta y un años. Desde entonces, no ha conseguido mantener un puesto de trabajo fijo durante más de seis meses. Siempre ha trabajado como repartidor en empresas de trasporte y, al revisar su historia, descubrió que su padre, a la edad de cuarenta y un años y siendo conductor de autobús, sufrió un accidente que lo llevó a estar muerto clínicamente durante seis meses. Manuel, que entonces tenía once años, sufrió un gran shock emocional y grabó en su mente inconsciente que a partir de los cuarenta y un años trabajo es igual a muerte.

Vemos, de este modo, que los miedos, los errores y los deseos se repiten y se manifiestan a menudo como comportamientos repetitivos. Todos, en algún momento de nuestra vida, hemos pasado por situaciones dolorosas en mayor o menor medida, y aunque en el momento presente no existan sentimientos negativos, al recordar ese preciso instante vamos a volver a experimentar las mismas emociones que sentimos en el pasado. De repente, los sentimientos cambiarán. Lo mismo sucede al visualizar posibles situaciones futuras que generen miedo, inquietud, ira, etc. Estos pensamientos nos detendrán, nos limitarán, nos impedirán vivir libremente…

Si siempre haces lo mismo, no esperes resultados diferentes

ALBERT EINSTEIN

Así pues, el pensamiento es la activación de patrones neurales, la conexión de ciertas neuronas. Si siempre se piensa de la misma manera, obtendremos constantemente el mismo resultado. Siempre se activará el mismo patrón neural. Estos patrones repetitivos crean huellas, marcas cerebrales y circuitos neuronales que son establecidos a lo largo del desarrollo y la vida, y que permanecen más o menos estables una vez formados: los engramas.

El origen de la palabra «engrama» proviene de las palabras griegas *en* ('dentro') y *grama* ('letra').

Engrama es la marca cerebral que deja cada una de las experiencias vividas. Es el proceso mediante el cual se forman pequeñas estructuras neuronales después de cierta sensación, evento impactante o emoción imposible de olvidar. Para que un engrama se forme en el cerebro, el sistema límbico debe activarse, es decir, debe experimentarse una emoción específica e intensa, ya sea positiva o negativa.

Imaginemos una escena en el patio de un colegio donde un niño está siendo golpeado e insultado por varios chicos. Al niño agredido le quedarán grabadas las sensaciones de dolor físico en algunas partes del cuerpo. Pero, además, si en ese momento oye el ruido de un avión al pasar, toma conciencia de la sensación de quedar estirado sobre el suelo terroso o huele el perfume que lleva puesto la profesora que lo atiende después de la pelea, cuando se presenten uno o varios de estos elementos en una escena actual, harán que se detonen en el niño que fue agredido las mismas reacciones que en el momento de la pelea. De esa manera, el niño —que ahora podría ser ya un adulto—, cuando se caiga en un suelo de tierra o huela un perfume que le recuerde al de su profesora, por ejemplo, comenzará a temblar y a ponerse muy nervioso, e incluso le dolerá alguna zona del cuerpo donde fue golpeado.

Aunque pueda parecer que una persona que se ha desmayado en un accidente está inconsciente y no sabe lo que sucede a su alrededor, en realidad su mente reactiva está grabando todo con meticulosidad para utilizar esta información en un futuro, por si fuera necesario responder ante un peligro semejante.

Por consiguiente, los engramas son, en minucioso detalle, un registro completo de cada percepción que está presente en un momento de «inconsciencia» total o parcial.

El engrama pertenece a nuestra mente reactiva, y su activación nos hace vulnerables ante situaciones que no se comprenden con el razonamiento.

Pueden estar grabados en la edad cronológica, pero también podemos traerlos heredados de padres y ancestros. ¿Por qué? Porque estos programas heredados fueron fundamentales para la supervivencia de uno o más miembros del sistema familiar. Es un programa de supervivencia. El problema sobreviene cuando eso que fue útil para una generación anterior, que por ejemplo vivió la hambruna de la posguerra, en la actualidad genera obstáculos y dificultades a los descendientes, pues se ven empujados a vivir en estado de alarma.

¿Tienes sobrepeso y, a pesar de hacer todas las dietas habidas y por haber, no consigues perder más de ciertos kilos? Revisa si en tu familia hay más miembros con sobrepeso, porque es muy posible que, en algún momento, tener sobrepeso salvó la vida de alguien.

De igual manera, el árbol genealógico va a transmitir todas aquellas situaciones inacabadas y todo lo no aceptado; vidas que llegaron a su fin antes de tiempo; historias tan duras que se han callado, formando así un secreto familiar; miembros del clan que no han sido reconocidos (hijos bastardos) o quizá algún miembro que haya sido expulsado. A través de esta repetición, que no solo son historias sino también repetición de profesiones o la manera de vivir determinado evento, se intenta resolver lo que aún está pendiente y sigue generando una gran cantidad de estrés en el clan. Estas memorias crean patrones limitantes que influyen tanto en nuestra vida como en la toma de decisiones. Trabajan desde el interior y producen efectos en el exterior. Estas historias dolorosas tratan de resolver este problema, trascender la historia y aceptarla para poder reinvertir, en la vida, en algo que sea diferente. No se puede cambiar lo sucedido, pero al entender los procesos internos que generan la experiencia podemos integrarlos y hacer los cambios necesarios de manera consciente.

No importa la manera de vivir las situaciones; el desafío es cambiar estos patrones. Aquí es donde reside nuestra capacidad de aprendizaje.

Todo el mundo debería conocer su árbol genealógico. La familia es nuestro cofre del tesoro o nuestra trampa mortal.

ALEJANDRO JODOROWSKY

Una mente que no hace distinciones

Continuando con estas ilusiones de la mente inconsciente, encontramos otra característica: lo real y lo simbólico son lo mismo. Es decir, para la mente inconsciente no existe la fantasía. Para ella todo es real, entremezclando así lo real, lo simbólico, lo virtual y lo imaginario.

Por un lado, sabemos que para el inconsciente el tiempo lineal no existe, vive todo en presente. Si a esto le añadimos que todo es real, podemos imaginar una situación futura ficticia, y el inconsciente lo vivirá como algo que está ocurriendo en ese instante y, además, creerá que es real, por lo que pondrá en marcha la actividad orgánica necesaria para solventar el conflicto.

Entonces, por ejemplo, si nos imaginamos mordiendo un limón, el inconsciente biológico responderá a través del organismo, ordenando que aumente la producción de saliva. En realidad, no existe el limón ni la actividad de morderlo, pero el cerebro lo da por sentado y envía instrucciones precisas a las glándulas salivales, que aumentan la secreción de saliva. Así pues, imaginar a un ser querido sufriendo creará un sentimiento de tristeza y desolación que provocará fuertes palpitaciones y un incremento del nivel de sudoración. En este caso, vemos como algo que es imaginario para la psique, se convierte en una vivencia real para el organismo.

La manifestación orgánica de los síntomas va a depender del tipo de conflicto que experimentemos y, lo que es más importante, de la forma subjetiva en que lo vivamos. Cuanto más duro o impactante sea el conflicto y más importancia se le otorgue, mayor será el síntoma que se desarrolle.

Al igual que podemos imaginar situaciones irreales, hay muchas veces en las que atribuimos un significado simbólico a algo o a alguien.

¿Cuántos niños y niñas hay en el mundo que han sido criados por mujeres que no son la madre biológica? Esta ausencia puede deberse a la muerte de la madre, al exceso de trabajo o al abandono nada más nacer o en alguna etapa de la infancia; sin embargo, el niño va a considerar a la figura que se encargue de su crianza como una madre simbólica.

Al nacer, es necesario contar con esta figura. La madre es el primer alimento tanto físico como emocional de un bebé, un referente. Una madre ausente va a crear un gran vacío en la vida de los hijos, y el inconsciente va a suplir esta figura con aquella que le proporcione la seguridad necesaria para la supervivencia, pero no va a distinguir la verdadera identidad de la madre. De igual manera, esta madre simbólica, que puede o no tener hijos biológicos, considerará a este hijo como propio.

Este sería el caso de Mercedes, de cincuenta y seis años, la mayor de nueve hermanos, quien tuvo que hacerse cargo de su hermana pequeña. Convivían todos en casa y, en apariencia, formaban una familia estándar; pero la madre sufría problemas de adicción al alcohol, por lo que Mercedes, siendo la mayor, se convirtió en la figura materna de sus hermanos, sobre todo de la pequeña, quien incluso la llamaba «mamá».

Con el paso de los años y siendo ya una persona independiente, Mercedes también tuvo que hacerse cargo de la hija recién nacida de un hermano que acababa de fallecer y cuya madre biológica se había desentendido de ella. Han vivido juntas durante veintiséis años. Todas estas situaciones externas la han colocado en un rol de madre, su inconsciente lo ha vivido como real y ella no ha sentido la necesidad de ser madre biológica. No tiene hijos porque, en realidad, ya tiene dos: su hermana y su sobrina.

Una mente inocente

Otra de las características de la mente inconsciente es que es una mente inocente, no juzga. Para ella todo es una vivencia, una experiencia. El inconsciente no cataloga las cosas como buenas o malas, simplemente recopila información y, a partir de ahí, realiza su propio análisis y saca sus conclusiones.

La manera en la que nosotros determinemos que algo es bueno o malo estará basada en nuestras creencias.

Las creencias son ideas, opiniones o pensamientos que creemos que son verdaderos, aunque no necesariamente ciertos. Son percepciones a través de las cuales filtramos la realidad. Estas creencias se generan a partir de la experiencia, de lo aprendido en el colegio, de lo vivido en casa con nuestros padres, de la religión, etc.

Podemos clasificar las creencias en limitantes y en potenciadoras.

Las creencias limitantes son todos los juicios que obstaculizan el desarrollo potencial que hay en nuestro interior, aquellos pensamientos que, por su naturaleza, impiden que se realicen ciertas acciones o conductas que nos beneficien. Al igual que la sombra, se encuentran guardadas a nivel inconsciente, por esta razón no siempre son fáciles de identificar, pero sí afectan directamente a la toma de decisiones, a las actitudes y a los comportamientos. Son conexiones neuronales muy poderosas y que, una vez grabadas en el cerebro, se convertirán en nuestra verdad, porque una de las condiciones de las creencias es que tienden a cumplirse. Creencias del tipo «no eres bueno en los estudios» están detrás del fracaso escolar y de las dificultades en la carrera profesional. Los niños son un lienzo en blanco, listo para aceptar cualquier cosa en lo que queramos que se conviertan. Por eso, es muy importante instaurar en ellos creencias potenciadoras.

Otra creencia muy común y universal es que la felicidad depende del exterior, como cuando decimos: «Soy feliz si las cosas me van bien, si tengo pareja, si puedo acceder a todos mis deseos». Pero lo cierto es que la felicidad depende solo de uno mismo; la felicidad tiene que ver con la reconexión con el ser, con ser consciente de que nada es necesario, que no falta nada. La realidad es que para la biología, solo es necesario el alimento, el agua y un techo en el cual cobijarnos. Contar con esto asegura la supervivencia.

Tan pronto como se detecta un patrón repetitivo, hay que revisar las creencias limitantes inconscientes. ¿Cómo es posible encontrar pareja o un trabajo estable si, desde que tengo memoria, se han hartado de decirme que soy una bala perdida? Es complicado, ¿verdad?

La buena noticia es que las creencias se pueden cambiar. Así como has estado dudando de tus propias habilidades, una vez identificada la creencia limitante puedes comenzar a creer que obtendrás lo que te propongas. Hay que cambiar el foco de atención. El inconsciente es una máquina grabadora, pues memoriza y reproduce. Si te adaptas a un programa y lo repites suficientes veces, queda grabado en el inconsciente y continúa reproduciéndose el resto de tu vida, a no ser que lo reprogrames de nuevo.

> Cuida tus pensamientos, porque se convertirán en tus palabras. Cuida tus palabras, porque se convertirán en tus actos. Cuida tus actos, porque se convertirán en tus hábitos. Cuida tus hábitos, porque se convertirán en tu destino.

> MAHATMA GANDHI

Todos somos uno

El inconsciente no distingue entre «uno» y «otro», para él somos solo «uno». Todo lo que percibimos de los demás, lo que nos molesta, nos agrada o nos desagrada, es un reflejo de nosotros mismos, son proyecciones.

La proyección es un mecanismo de defensa de la mente inconsciente que consiste en el hecho de atribuir a otra persona, o al ambiente, aquellos pensamientos y sentimientos que resultan incómodos para uno mismo. Así pues, el exterior actúa como un espejo sobre el cual proyectamos los aspectos de nuestra propia existencia y en el que se muestran las experiencias, las emociones y los rasgos de nosotros mismos que nos desagradan. Según Fritz Perls (creador de la terapia Gestalt), la proyección consiste en la tendencia a hacer responsable al ambiente de lo que se origina en el Sí Mismo. La causa de la proyección es la búsqueda en el exterior de algo molesto que se siente en el interior. De este modo, por ejemplo, una persona mentirosa creerá que todos los demás le mienten y, además, hará juicios sobre ello porque le irrita demasiado; sin embargo, no reconocerá sus propias mentiras. Esto sucede porque es mucho más sencillo pensar que la causa del malestar está en el exterior que pensar que en el interior hay una herida por sanar, librándonos así de la responsabilidad.

Todo lo que te molesta de otros seres es solo una proyección de lo que no has resuelto de ti mismo.

SIDDHARTHA GAUTAMA (BUDA)

Por otro lado, y dentro de esta ilusión de la mente inconsciente, encontramos que, para nuestra biología, el sujeto es lo único que existe. Lo que vemos en otros nos afecta como si lo viviéramos en primera persona, y por esta razón los conflictos pueden surgir a través de la identificación con el otro. Es decir, se puede vivir un conflicto que no afecta directamente a la persona, pero que por empatía y compartiendo los sentimientos del otro se tomará como propio, llegando incluso a desarrollar síntomas.

A una mujer de mediana edad le diagnosticaron cáncer de mama, un carcinoma ductal en la mama derecha. El carcinoma ductal se relaciona con un conflicto de separación, y el síntoma aparece cuando se ha dado la solución al problema. Sin embargo, esta mujer estaba casada y no existía ningún indicio de que hubiera vivido un conflicto doloroso con su pareja. Llevaba más de treinta años con su marido, y sus dos hijos hacía tiempo que no vivían con ellos. Aun así, descubrimos que su hija sí se había separado de su marido por temas de adicciones y maltrato. Entonces, la madre manifestó que se había puesto en la piel de su hija y se culpaba por no haberla protegido lo suficiente.

Es muy importante saber que, antes de la aparición de un síntoma, la persona ha vivido una situación específica con una gran carga emocional y que será un órgano determinado el que haga el síntoma. Para las madres es fácil identificarse con el dolor de un hijo porque siempre existen las preocupaciones por querer protegerlos a todos, pero en este caso vemos que es un problema confundir la identidad con la identificación.

Todo este entramado de la mente inconsciente que parece tan difícil de identificar y de manejar, en el fondo tiene una gran ventaja, y es que, como no distingue entre lo real, lo simbólico, lo virtual o lo imaginario, y además lo vive todo en momento presente, se puede usar en beneficio propio. Una vez que se es consciente de los conflictos y de cómo cada uno lidia con sus propias experiencias, se pueden tomar medidas efectivas a nivel inconsciente: la realización de actos simbólicos.

Los actos simbólicos consisten en escenificar de nuevo las situaciones que se desean liberar, pero para las que no es necesario contar con los personajes que hubo en ellas, sino con símbolos y objetos cotidianos. Estos actos hablan el lenguaje del inconsciente, se comunican directamente con él y son acciones muy efectivas, porque a través de ellas se libera la presión y la información que alberga nuestro subconsciente, logrando así su liberación.

El objetivo es convertir un recuerdo o conflicto doloroso en un nuevo comienzo. Es la ruptura del círculo vicioso en el que hemos caído.

En el último capítulo veremos algunos de estos actos simbólicos para que puedas ponerlos en práctica.

No hay alivio más grande que comenzar a ser lo que se es.

ALEJANDRO JODOROWSKY

La importancia de mantener la calma

Hasta aquí hemos hablado sobre la estructura de la mente inconsciente y de cuáles son las ilusiones a través de las que cada persona experimenta su realidad. Da igual el género, la clase social o la inteligencia que se tenga, pues el inconsciente siempre va a estar regido por estas leyes. Es una mente diseñada para la supervivencia, para acercar a estímulos placenteros y alejar de potenciales peligros, ya sean reales, simbólicos o imaginarios. Por lo tanto, se trata de estar muy atentos a los pensamientos, sometiéndolos a juicio cada vez que aparezcan. ¿Mi pensamiento es la realidad o es una proyección de mis miedos y creencias? ¿Es un pensamiento real o instintivo? ¿Me acerca o me aleja de algo?

Por esa razón, se han desarrollado métodos que, con la práctica, pueden llevar a la persona a otro estado de conciencia, mediante el cual poder relacionarse con la realidad y eliminar el sufrimiento. Son muchas las técnicas y de diferentes procedencias, algunas incluso son milenarias, pero todas tienen un punto en común: la clave es mantenerse en el momento presente aceptando la realidad tal cual es, sin resistencia.

Una de estas técnicas es el *mindfulness*, un término del que se ha hablado mucho últimamente y que parece estar de moda, aunque muy pocas personas saben para qué sirve y cuál es su origen. Se considera que el *mindfulness* nació hace unos dos mil quinientos años, ya que figuras como Siddhartha Gautama (Buda) lo practicaba, por lo que no se trata de una novedad. Esta técnica es originaria de una ciudad situada entre la India y Nepal, fue creada en un ambiente palaciego y es ahí de donde parte la primera referencia histórica con la que contamos hoy en día.

Siddhartha Gautama nació en el reino de Kapilavastu, en el norte de la India, en la dinastía de los Sakias. Era hijo del rey Suddhodana y la reina Maya Devi. Al nacer Siddhartha, siguiendo la tradición, los reyes llamaron a un sabio que actuaba como vidente, quien les dijo: «Signos supernaturales indican que este recién nacido será un gran asceta o se convertirá en un gran rey». Al escuchar esto, el rey decidió proteger a su hijo del mundo exterior y lo confinó en palacio, dándole el máximo de atención y rodeándolo de riquezas. Aun así, Siddhartha un día decidió salir de palacio. En su salida, vio cuatro cosas que cambiarían su vida: un anciano, un enfermo, un muerto y un renunciante. Al darse cuenta de que las tres primeras no habían sido visiones, sino que era la realidad de un destino inevitable, se estremeció profundamente. Fue tal el impacto que esto tuvo sobre su persona que a los treinta años decidió renunciar al lujo de la vida de palacio para encontrar la respuesta al problema del dolor y el sufrimiento humano. Una noche, mientras su mujer y su hijo dormían, Siddhartha Gautama se despidió de ellos.

En su recorrido se encontró con cuatro monjes y se unió a ellos para llevar una vida de renuncia extrema en los bosques. Pero pronto llegó a la conclusión de que esta disciplina y ese tipo de existencia no conducían a la paz y de que, por el contrario, debilitaban el cuerpo y la mente, ya que su organismo sufrió un gran deterioro. A partir de ese momento, Siddhartha animó a la gente a seguir un camino en el que reinase el equilibrio en lugar del extremismo.

Tras siete años de búsqueda, Siddhartha decidió sentarse a meditar, con la firme intención de no abandonar su postura hasta haber comprendido la verdadera naturaleza del ser. Y así, mientras estaba sentado bajo una higuera conocida como Bodhi (árbol de la sabiduría), experimentó el grado más alto de conciencia: el nirvana. Según sus propias palabras: «La realidad que vino a mí es profunda y difícil de ver o entender, porque está más allá del pensamiento». Entendió las Cuatro Nobles Verdades: que la vida es sufrimiento, que la causa del sufrimiento radica en el desconocimiento de la realidad y su apego a los bienes materiales, que el sufrimiento puede acabar si un hombre pone fin a su ignorancia y renuncia a miserias mundanas, y, por último, que la manera de lograr la superación es a través del Camino de las Ocho Etapas, también denominado Camino del Medio porque se trata de una vía que transcurre entre los límites de la autoindulgencia y la automortificación. A partir de ese momento fue llamado Buda, es decir, «el Iluminado».

Entonces, Siddhartha comenzó sus enseñanzas, que fueron recibidas por gran cantidad de discípulos en la India y a través de las cuales pudo proclamar su mensaje durante cuarenta y cinco años. Recorrió innumerables poblados y regiones enseñando el camino hacia la verdad. Murió a los ochenta años, después de ingerir alimentos en mal estado.

> Ustedes, que son esclavos del yo, que le prestan servicio de sol a sombra, que viven en un miedo constante al nacimiento, vejez, enfermedad y muerte, reciban las buenas nuevas: su cruel amo no existe.
>
> BUDA

Este es el verdadero origen del *mindfulness*, pero lo cierto es que hasta que no ha habido un interés real en esta técnica por parte de diferentes profesionales de la salud, no se ha acercado a Occidente. El primero en interesarse en esta metodología fue el doctor Herbert Benson, cardiólogo y profesor en la Universidad de Harvard. Nadie, o casi nadie, en el ámbito de la ciencia, se había interesado por la posible relación entre los estados mentales y las enfermedades orgánicas; sin embargo, este doctor estaba muy preocupado por sus pacientes y quería saber si había algo más que influía en sus patologías cardiacas, ya que muchos de ellos presentaban alteraciones en la tensión arterial y los medicamentos no surtían efecto.

El doctor Benson empezó a cuestionarse si podría existir algo que no se examinase desde la medicina convencional, pero que sí estuviera teniendo impacto en la hipertensión arterial. Con esta pregunta en su cabeza se fue a la India y comenzó a estudiar el comportamiento de los monjes, ya que había oído que estos eran capaces de activar el sistema simpático, encargado de proteger el organismo. Allí, en el Himalaya, aprendió una metodología: la meditación.

Antes de someter a una operación cardiaca a sus pacientes, el doctor Benson los entrenaba en la meditación, y se dio cuenta de que, como resultado, cuando estos estaban en la unidad de cuidados intensivos, intubados e inconscientes, sus corazones tenían muchas menos arritmias que si no hubieran meditado. Se dio cuenta con esto de que el foco de alteración está en la mente. Por lo tanto, vemos de nuevo, por una vertiente del todo diferente, que los estados emocionales de una persona y la tensión emocional a la que se somete pueden generar enfermedad.

Mindfulness para la vida

Comprender los procesos mentales ha sido una tarea que ha durado siglos. El ser humano ha buscado de forma incansable el modo de dominar los pensamientos. Puede parecer que, para llegar a ese punto, es necesario hacer algún tipo de viaje iniciático por la India o retirarse a meditar en silencio durante meses hasta iluminarse. Y por esta razón, hoy en día, la mayoría de las personas le restan importancia o ni siquiera se paran a pensar que calmar la mente es posible en cualquier situación y en cualquier lugar. La mente es un gran ordenador central que funciona sin descanso cada día, a cada hora y a cada minuto. Es una herramienta que funciona a la perfección y muy pocas veces falla. Sin embargo, se puede decir que solo trae instalado un *software* de fábrica que funciona en dos direcciones: pasado y futuro. Por esta razón el tiempo presente se pierde entre ambas direcciones y es muy complicado focalizarse en él. Solemos centrarnos en proyectar posibles situaciones futuras, cuando en realidad lo único que es cierto es lo que estamos experimentando en ese preciso instante.

Mantenerse únicamente en estas dos direcciones genera mucha insatisfacción y frustración, porque si algo está claro es que el pasado no se puede cambiar y el futuro no existe. En el único espacio en el que se puede existir es en el presente, pero muy pocas veces tomamos conciencia de ello y la vida pasa mientras intentamos llenar vacíos creados por nosotros mismos, por nuestra mente, lo cual conduce a la toma de decisiones y a acciones que desembocan en más inseguridad e insatisfacción.

Un ejemplo muy claro de esto puede darse en las relaciones sentimentales, cuando conocemos a alguien y se empieza a despertar el deseo y la curiosidad de saber cómo será una relación amorosa con esa persona. Al principio, cuando aún se sienten las mariposas en el estómago con tan solo ver en la pantalla del móvil que hay un mensaje de la otra persona, antes de leerlo pensamos: «¿Qué pondrá? ¿Me propondrá salir? ¡Madre mía!, si yo este fin de semana ya tengo planes. ¿Cómo le digo que no puedo?». En este caso, estamos imaginando algo que no ha sucedido porque, al abrir el mensaje, lo único que dice es: «He llegado tarde al trabajo porque había mucho tráfico». Sin embargo, nuestro cuerpo ya se ha situado en alerta, se nos ha acelerado el corazón, nuestras manos han sudado, nos hemos puesto tan nerviosos/as que estábamos incluso pensando en cómo deshacer los planes del fin de semana. Y, tras leer el mensaje, llega la desilusión y algún pensamiento recurrente del tipo: «Ya no le intereso»; «Seguro que le gusta otra persona»; «Quizá debería hacer dieta o ejercicio para que me vea mejor».

Así, lo que estuviéramos pensando en el momento de recibir el mensaje pasa a un segundo plano, e incluso nuestro humor cambia y ya ni siquiera nos apetecen los planes que teníamos para el fin de semana.

¡Qué absurdo! ¿Verdad? La realidad es que en ningún momento esa persona ha dicho que no esté interesada o no quiera hacer planes, pero, por si acaso, ya ha aparecido el peor de los escenarios y no solo nos lo imaginamos, sino que los percibimos en lo más profundo de nuestro ser. Y es así como se va mermando la autoestima y se crean realidades que solo existen para el propio pensamiento.

La buena noticia es que se puede poner freno a esto. No es una tarea sencilla, pero, si lo hacemos a menudo, pasará a ser un automatismo. Se trata de fomentar la auto-rreflexión; hay que revisar siempre los pensamientos. Es evidente que los pensamientos van a aparecer, pero hay que dejarlos ir y venir, sin prestarles atención, sin juzgar, pero sobre todo sin rechazarlos. Hay que ponerse en la posición de observador.

Con esto se logra disociar el cuerpo de la mente, y el pensamiento se detiene. Así es como se consigue la atención plena, que, al fin y al cabo, es la base de la meditación.

> Cuando te haces amigo del momento presente, te sientes como en casa donde quiera que estés. Si no te sientes cómodo en el ahora, te sentirás incómodo donde quiera que vayas.
>
> ECKHART TOLLE

La realidad es neutra

Gerardo Schmedling fue un sociólogo, humanista y filósofo, de nacionalidad colombiana, en gran medida autodidacta. Nacido en 1946, fue el menor de cuatro hermanos y ya desde muy pequeño sentía cierta inquietud por el sentido de las relaciones entre los seres humanos. Se convirtió en un gran guía espiritual que ideó la llamada «ciencia de la Aceptología».

A los veintidós años, Schmedling sufrió una enfermedad que lo llevó a estar postrado en la cama con una parálisis que, al final, derivó en un coma profundo. Según cuenta, experimentó la muerte clínica y vivió la típica experiencia de la que hemos oído hablar infinidad de veces: se vio traspasando un túnel y encontrándose con seres de otras dimensiones. Al regresar del túnel, se convirtió en una especie de canal a través del cual guías y maestros espirituales de otra dimensión canalizaban sus mensajes. Por esta razón, dedicó algunos años al estudio de temas espirituales. Más tarde investigó y experimentó sobre las dimensiones no físicas, logrando así modificar para siempre el rumbo de su vida, lo que le permitió comprender el significado de aquel llamado de conciencia que sintió cuando era niño. En estas canalizaciones con los seres de otras dimensiones adquirió una sabiduría a la que denominó Escuela de Magia del Amor y que organizó y enseñó en trece módulos. Estas enseñanzas hablaban de cómo se puede liberar para siempre del sufrimiento al ser humano, así como de la dependencia de lo externo para poder alcanzar la felicidad.

Aquello que no eres capaz de aceptar, es la única causa de tu sufrimiento.

GERARDO SCHMEDLING

Ya lo dijo Buda en su camino a la iluminación: «El dolor es inevitable, pero el sufrimiento es opcional».

El dolor forma parte de la vida, pero mantenerse en el sufrimiento es la mejor manera de vivir una existencia de plena insatisfacción. Las situaciones son como son, es una realidad externa representada por los acontecimientos, hechos y eventos que ocurren en nuestro entorno. Las cosas pasan, las personas se marchan y, en realidad, todo tiene un principio y un final. El problema es la manera en la que la persona se relaciona con esto, la llamada «realidad interna», que emerge de la interpretación que cada uno hace sobre estos hechos, incluyendo las expectativas, las ilusiones y las fantasías.

El sufrimiento aparece cuando hay una diferencia entre estas dos realidades. Por lo general, la realidad externa es muy difícil de modificar; sin embargo, sí es posible transformar la realidad interna. La interpretación de lo que sucede externamente, es decir, el acontecimiento en sí, no va a variar, pero se puede elegir de manera consciente la forma en la que relacionarse con él.

Esto es lo que Gerardo Schmedling explica en el séptimo de los trece módulos de la Escuela de Magia del Amor.

La Aceptología, como su propio nombre indica, se basa en la capacidad de aceptar que lo único que se puede cambiar es la percepción y la interpretación de las cosas que suceden en la realidad externa, es decir, en el entorno. Solo es posible cambiar la actitud que se elige para afrontarla.

Schmedling dice que si la interpretación del hecho causa sufrimiento es porque se ha actuado movido por la ignorancia; sin embargo, si esta interpretación reporta paz y armonía, es porque se ha actuado movido por la sabiduría. Es muy importante diferenciar entre aceptación y resignación. La aceptación tiene el poder de obtener la liberación interior cuando se renuncia a algo que no nos corresponde o que no es necesario. Es una mecha que anima a cambiar de rumbo sin resentimiento. La resignación, por otra parte, es el sentimiento de impotencia ante una situación. Es el sentimiento de ser víctima de la situación que se está viviendo. La resignación bloquea y evita que se busquen otras opciones. Dicho de otro modo: es tirar la toalla.

Les aseguro algo... No hay ninguna persona que te pueda hacer feliz a ti, a menos que seas tú mismo. No hay ninguna situación que te pueda hacer feliz a ti mismo, a menos que la valores. No hay ningún lugar que te pueda hacer feliz, a menos que te adaptes a él. Por lo tanto, mientras yo no acepto la realidad de la vida como un orden perfecto, no puedo ser feliz, y el problema está dentro de mí, no está afuera. Yo no acepto lo que sucede, y ese es el principio fundamental en el que se basa esta nueva ciencia, la Aceptología.

GERARDO SCHMEDLING

Aceptación vs. resignación

La mayoría de las personas creen que «aceptación» y «resignación» significan lo mismo; sin embargo, ambas palabras tienen diferentes matices. Se podría decir que son dos caras de una misma moneda. Las dos hacen alusión al hecho de dejar de intentar algo, pero cada una de ellas lleva por un camino diferente a la meta del desarrollo personal.

De manera generalizada, se desea tener el control de las situaciones que nos rodean. Queremos que las cosas salgan tal y como han sido dibujadas en el mapa mental, como han sido planeadas. Se organiza el trabajo en la medida de lo posible; se establecen rutinas en casa, en cuanto a la limpieza, al tiempo libre o en la educación de los hijos, y se procede del mismo modo con un sinfín de situaciones que se ponen bajo control. Se crean ideales de lo que es la vida y las relaciones, y si todo funciona según lo deseado no hay problema, pero cuando sucede algo que se escapa al control se entra en estado de estrés.

Es evidente que siempre pasan cosas que descolocan porque, como dijo Gerardo Schmedling, «hay leyes que rigen el orden y el funcionamiento perfecto del Universo». La elección de cómo relacionarnos con ellas es nuestra. Ahí radica la diferencia entre aceptación y resignación.

En mi caso, fue muy transformador comprender e interiorizar la diferencia entre aceptación y resignación. Lo cierto es que nunca había tenido claro a qué quería dedicarme, por eso nunca puse mucha intención ni me impliqué en mis estudios. De hecho, fue mi padre quien, de alguna manera, me dirigió hacia donde debía enfocar mi carrera profesional. Con diecisiete años me inscribió en una escuela de diseño gráfico porque decía que era el futuro (es importante saber que él tenía una empresa de artes gráficas). Estudié Diseño Gráfico, que se me daba bastante bien, y durante nueve años trabajé en ello, pero siempre con la sensación de que yo no estaba hecha para eso; solo me resignaba a hacerlo porque me proporcionaba un sueldo y, a esa edad, tener dinero es un punto muy importante en el camino de la independencia. Pero llegó el día en el que sentí, desde lo más profundo de mis entrañas, que quería romper con todo aquello, pues a mí lo que en realidad me apasionaba eran los temas de salud, pero no desde el punto de vista de la medicina tradicional, sino desde el convencimiento de que tenía que existir algo que trabajase el cuerpo como un todo. Así que empecé a estudiar Quiromasaje, que me gustaba mucho. Trabajaba en casa y en un gimnasio, pero, al final, no funcionó.

De nuevo volví a la resignación, no quería trabajar en algo que no tuviera que ver son la salud, pero me vi obligada a buscar trabajo de lo que fuera. Y así fue. Durante años trabajé como administrativa, secretaria de dirección, recepcionista en varias empresas, etc. Todos esos años viví en la más pura resignación, hasta que un día, mientras trabajaba en una academia de inglés (algo que me estaba costando la salud), me ofrecieron un puesto muy bien remunerado y que me permitía salir de forma rápida de donde estaba en ese momento. Lo vi claro, no dudé ni un minuto. Cuál fue mi sorpresa cuando vi que el tiempo pasaba y ese puesto de trabajo no se materializaba. Literalmente, estaba de patitas en la calle. Te puedes imaginar cómo me sentía, como una tonta a la que le habían tomado el pelo. Cuando acepté el hecho de que debía dejar de esperar y empezar a buscar trabajo de nuevo, me contrataron en una empresa como encargada del departamento de recursos humanos.

¿Sabes qué pasó entonces? Que estuve trabajando meses sin que me pagasen porque la empresa iba mal. Y en ese momento fui consciente de que hay algo que se escapa a nuestro control, que se encarga de ponernos delante las situaciones o las piedras en el camino (el orden universal del que habla Schmedling) y lo dejé todo en manos del Universo. Llegué a la plena aceptación y redención. Pensé: «Lo que es para mí, me va a encontrar». A partir de ahí, se fueron abriendo caminos casi de manera mágica, que me han colocado en el lugar donde estoy hoy. Soy feliz de poder dedicarme a lo que en realidad me apasiona y de tener la oportunidad de transmitir al mundo que la vida solo nos pide que aprendamos a ser la mejor versión de nosotros mismos. No hay que forzar situaciones, no hay que empeñarse en coger el camino difícil, simplemente hay que seguir la voz que todos llevamos en el interior.

La manera positiva de conformarse se llama «aceptación», y la manera negativa se llama «resignación».

JORGE BUCAY

Tres cerebros en uno

El cerebro reptiliano

Fue a finales de los años sesenta cuando el médico y científico Paul MacLean, muy interesado en el control de las emociones y el comportamiento humano, elaboró su propia hipótesis sobre la organización del cerebro humano: el cerebro triuno.

Esa hipótesis afirma que el cerebro del ser humano es la sumatoria de tres capas que rodean al tronco encefálico, que se han desarrollado en relación con las distintas etapas evolutivas animales, y que son sistemas cerebrales que no actúan de forma aislada o independientes de los otros, sino que están en constante interacción: cerebro reptiliano, cerebro límbico y neocórtex. Para MacLean, estos tres cerebros son «tres ordenadores biológicos interconectados, cada uno con su propia inteligencia, su propia subjetividad, su propio sentido del tiempo y su propia memoria».

El primero en aparecer fue el cerebro reptiliano, primitivo y profundo. Desde la última modificación genética hasta ahora, no ha habido más cambios ni más etapas evolutivas en el ser humano. Esto quiere decir que el cerebro, de base, continúa siendo el mismo que hace unos ciento cincuenta mil años, por lo que todos tenemos información heredada del mundo vegetal y animal. Tiene como función la regulación de las funciones básicas de supervivencia, como son la respiración o el latido cardiaco, entre otras. Está formado por el cerebelo, los ganglios basales y el tronco cerebral, y es el encargado de protegernos ante posibles amenazas, asegurando así nuestra supervivencia. También se encarga de activar nuestra necesidad reproductiva (con la finalidad de asegurar la conservación de la especie) y de los comportamientos territoriales, para defender tanto el hogar como el sistema familiar. Estos comportamientos tienen mucho que ver con el reino animal, y aunque estas funciones son indispensables y muy importantes, en ocasiones, si no sabemos cómo controlarlas, pueden impedirnos alcanzar metas importantes. Esto se debe a que esta parte del cerebro trata las nuevas situaciones como posibles amenazas y prefiere permanecer en la «zona segura».

En el proceso de evolución hemos ido desarrollando las habilidades necesarias para adaptarnos al entorno, pero las estrategias que son vitales para la supervivencia aún existen, aunque están dormidas para ser usadas en circunstancias determinadas. Así pues, el cerebro arcaico es el primer filtro a través del cual procesamos la información. No es un área reflexiva ni tiene en cuenta el pasado o el futuro, sino que actúa de manera inconsciente e instintiva, poniendo en marcha reacciones de lucha o huida para afrontar las amenazas del entorno. Es el encargado de asegurar la supervivencia, y evalúa lo conocido como seguro y lo desconocido como peligroso, por eso se considera que también es el encargado de dificultar nuestros objetivos, ya que solo se siente seguro estando en un terreno conocido. Aquí reside el miedo al cambio.

El cerebro límbico

Continuando con la progresión del cerebro durante la evolución de nuestra especie, aparece el cerebro límbico. Este es emocional e intermedio, surge en los primeros mamíferos y nos permite memorizar las respuestas para utilizarlas en situaciones futuras. Se compone de tálamo, hipotálamo, hipocampo y amígdala cerebral; es un segundo filtro y categoriza los estímulos basándose en un sistema de evasión (sensaciones desagradables como el dolor) o atracción (sensaciones agradables como el placer). Así, cuando se experimentan estas emociones, el cerebro límbico las guarda en la memoria generando conductas de acercamiento o de huida. También es el registro de respuestas afectivas como el temor, la agresión y los recuerdos. Conviene aclarar que, para que un recuerdo quede grabado, es necesario que esté unido a una emoción. Después, el recuerdo puede olvidarse, pero la emoción quedará dormida hasta que en una situación futura aparezca un elemento que la despierte. Ese elemento es lo que en Descodificación Biológica conocemos como «raíl», y está detrás de todos los casos de alergias.

Los raíles son memorias sensoriales registradas por los órganos de los sentidos y sumadas al pensamiento que se genera en el momento de vivir un instante de bioshock. Es decir, los sentidos (vista, oído, olfato, gusto, tacto) estarán activos en el momento en que se viva una situación de shock y grabarán el proceso para que sea almacenado en la memoria. Y, si en otra circunstancia, en un futuro, volviéramos a estar en contacto con algún alimento, animal, textura, etc., que hubiera estado presente en ese primer momento de shock y que ahora está funcionando como alérgeno, aparecería el síntoma a modo de advertencia diciendo: «No te acerques, porque la última vez que lo hiciste fue doloroso». La función del síntoma, en este caso, es la de proteger a la persona cuando esta se acerque a algo que le recuerde ese instante de dolor. Es un recuerdo doloroso grabado a nivel inconsciente.

En un primer momento, cuando se viva un instante de shock se grabarán los elementos presentes a través de nuestros sentidos, es decir, no habrá síntoma, solo nuestro pensamiento y nuestra emoción. Pero basta que un elemento reaparezca (alérgeno) para que, ahora sí, presentemos un síntoma.

Este es el caso de una chica de veintiocho años alérgica al marisco. Al entrar en contacto con él, sufre reacciones alérgicas, como la hinchazón de los labios y la lengua.

El instante de shock de esa persona fue durante una cena con quien, en ese momento, era su novio. Habían quedado para hablar sobre la posibilidad de vivir juntos, pero, por el contrario, el chico rompió con ella. En ese instante estaba tomando unos tallarines con gambas.

Sintió que no podía respirar y lo vivió como un «mal trago».

Sin embargo, las alergias pueden tener un origen mucho más sutil. Estando en una charla con una amiga, me di cuenta de esto y de algo más: en cuanto la persona llega al resentir profundo y su cerebro hace una especie de clic, la alergia desaparece. Siempre había trabajado estos temas en mis sesiones, con su protocolo correspondiente y siguiendo las pautas necesarias, pero, ese día, la magia ocurrió tomando un café.

Hablo de una «amiga» porque, hoy, considero a esta persona como tal, pero el día en el que hablamos sobre su alergia prácticamente nos acabábamos de conocer. Ella estaba teniendo su primer contacto con la Descodificación Biológica, y le pasaba como a la mayoría de las personas: que no sabía con exactitud lo que es ni para qué sirve (lo cual es maravilloso, puesto que hay cero expectativas y la persona se deja guiar sin poner el pensamiento como bloqueante). Ella me preguntó a qué se podía deber que, cada vez que viajaba a Barcelona, le apareciera una rinitis acompañada de millones de estornudos. Le resultaba muy llamativo, porque esos síntomas no los tenía en otras situaciones. Le pasaba exclusivamente al viajar allí; de hecho, nada más entrar en la ciudad, empezaba a notar los síntomas. Yo, que no conocía su historia, le pregunté si allí había vivido algún tipo de conflicto que le provocara estrés. Por supuesto, así era; se había separado de su pareja, con la que tenía muchas discusiones. Tras la separación, se marchó de la casa que compartían, pero tenían algo en común: una perrita. Para el inconsciente, el animal actuaba como un hijo, y por esta razón seguían compartiéndola. ¿Cuál era el problema? Que, para esta chica, la ciudad ya actuaba como un raíl, como vía que la llevaba sí o sí a la rinitis. Su cuerpo le recordaba, mediante el síntoma, que debía alejarse de allí, que estando en ese lugar no lo había pasado bien. En concreto, pretendía que su expareja, de quien no se podía separar del todo porque compartían su perrita, se mantuviese lejos de ella, y por esta razón aparecían los estornudos (cuando alguien estornuda, la persona que está enfrente se retira).

Y así, en una charla cualquiera, hizo consciente este hecho. Ha seguido viajando a Barcelona, pero no ha vuelto a tener alergia.

En conclusión, todos somos en potencia alérgicos y podemos generar una alergia a raíz de haber vivido una situación estresante.

Las alergias son un tipo de fobia física que desencadena el cuerpo para evitar el recuerdo de una situación muy dolorosa emocionalmente.

SALOMON SELLAM

El neocórtex

Como última parte de este cerebro triuno se encuentra el neocórtex. Es la corteza cerebral más reciente, constituye el cerebro racional o pensante y es la base del pensamiento humano. Está formado sobre todo por materia gris, y es la parte que nos diferencia del resto de los animales, pues nos permite procesar información de manera consciente. Así pues, a los instintos, las emociones y los impulsos del cerebro arcaico y límbico se añaden, con esta estructura, los procesos intelectuales superiores: el habla, las conductas sociales, la imaginación, la capacidad de pensar de forma abstracta, y la capacidad de comprender las relaciones presentes y pasadas y de procesar experiencias futuras.

Esta parte de la corteza cerebral es la más reciente y más importante del cerebro humano, engloba a las más viejas y primitivas, pero estas no han sido eliminadas, por lo que, a pesar de permanecer en un segundo plano, continúan activas.

¿En qué situaciones, entonces, el cerebro arcaico se pondrá en funcionamiento?

En situaciones de estrés directo o indirecto provocadas por un acontecimiento único muy dramático o eventos repetitivos y acumulativos.

Por lo tanto, y según la teoría de Paul MacLean, el cerebro arcaico será el que dirija nuestra conducta instintiva ante una situación de peligro. Estos mecanismos de defensa son la lucha, la huida o la inhibición de la acción (parálisis).

Esta respuesta se origina en el reino animal. Imaginemos en la selva a una gacela que se encuentra con un león; ante el inminente peligro de muerte, la gacela tiene dos opciones: emprender la huida o hacerse la muerta (inhibición de la acción), porque, en este caso, luchar contra un león no tiene mucho sentido. Este mecanismo de defensa se activa de forma automática.

Ahora imaginemos que, hace miles de años, en la época de las cavernas, mientras alguien está recogiendo frutos de un árbol ve un león a lo lejos. Saldrá huyendo, ¿no es así?

A pesar de las diferencias entre el mundo humano y el reino animal, la respuesta a nivel cerebral ha sido exactamente la misma. ¿Por qué? Porque el cerebro reptiliano tiene la misma información en ambos casos, y la capacidad de pensamiento o de razonamiento humano que nos proporciona la corteza prefrontal (neocórtex), ante un peligro de esta envergadura, no se activará. El cerebro siempre va a luchar por la supervivencia.

Contar con esta corteza prefrontal es lo que nos hace ser más «humanos». Nos permite ser eficientes en la vida porque es ahí donde se inicia la toma de decisiones, y se hace basándose en un análisis de la situación, cuando se entiende en profundidad y se aprende de los errores. Sin embargo, esta corteza prefrontal está afectada sobre todo por un detector de peligro llamado «amígdala». De tal manera que cuando la amígdala se activa bloquea la corteza prefrontal y entra en escena el secuestro emocional.

El secuestro emocional

Es evidente que estos mecanismos de defensa han servido para la evolución de la especie, pero ¿qué sucede ahora, en la vida moderna?

En la actualidad, en el día a día, no nos vamos a encontrar con un león por la calle, pero, como veíamos en el capítulo anterior, podemos atribuir un significado simbólico a determinadas personas. Hoy, ese león puede ser un jefe, una pareja e incluso una madre. Si observamos las reacciones fisiológicas, veremos si el cerebro ha captado como peligrosa una situación cotidiana. De ser así, se activará el sistema nervioso simpático y experimentaremos reacciones físicas, como el aumento del ritmo cardiaco (los músculos necesitan más sangre para correr), broncodilatación (más oxígeno) o mayor secreción de adrenalina.

Veamos, entonces, qué podemos hacer cuando el cerebro ha detectado una situación en potencia peligrosa y se prepara para huir o luchar.

El término «secuestro emocional» fue acuñado por el psicólogo estadounidense Daniel Goleman y hace referencia a las situaciones en las que las emociones toman el mando. Suelen ser reacciones desproporcionadas que nos hacen perder el control del momento o de nosotros mismos.

¿Alguna vez te has visto envuelto en una situación en la que no has podido pensar, te has dejado llevar por los sentimientos, y más tarde te has preguntado por qué actuaste así? En ese caso, has sufrido un secuestro emocional.

Cuando nos convertimos en víctimas de una explosión emocional, el centro del sistema límbico declara un «estado de emergencia» y llama a todos los recursos del cerebro para poder realizar sus funciones. Este secuestro ocurre en tan solo unos segundos y reacciona de inmediato en el área asociada a los reflejos (corteza prefrontal) para que no tengamos tiempo de evaluar lo que está sucediendo y decidir de forma racional.

Las evidencias científicas al respecto son contundentes: se vio que es el cerebro límbico el que se pone al volante en esos momentos, nos domina y pasa a ser el que manda en nuestro cerebro y, por lo tanto, en nuestra persona.

DANIEL GOLEMAN

También hay que aclarar que no todos los secuestros emocionales tienen connotaciones negativas. Ante un ataque de risa o un estado de euforia, por ejemplo, también somos incapaces de controlarnos.

El secuestro emocional se genera en la amígdala, que es la sede del procesamiento de las emociones. Esto sucede porque es la amígdala la que opera como vigilante de nuestro cerebro y tiene como función observar las percepciones en busca de una amenaza.

La amígdala revisa cada situación preguntándose: ¿me puede herir?, ¿me da miedo?, ¿es algo que odio? Si la contestación a alguna de estas cuestiones es afirmativa, la amígdala responde de inmediato activando todos los recursos y enviando mensajes urgentes al resto del cerebro. Esta información, a su vez, desencadena la secreción de una serie de hormonas (adrenalina, noradrenalina y cortisol) que nos preparan para la huida o la lucha. Se acelerará entonces el ritmo cardiaco, se tensarán los músculos y se aguzarán los sentidos. También se activará el sistema de memoria para grabar cada detalle obtenido a través de los sentidos, con el fin de recuperar esa información en otra situación futura de riesgo.

Por suerte, estas situaciones de secuestro emocional también pueden ser gestionadas. Es evidente que no podremos manejarlas en el instante en el que ha estallado la emoción porque, como hemos visto antes, la parte del razonamiento estará del todo anulada. Si embargo, podemos fortalecer nuestra gestión emocional para plantarles cara.

Fue el propio Daniel Goleman quien propuso cinco pasos para hacer frente a un secuestro emocional:

1. Observación. Una vez que la amígdala ha tomado el control de tus actos, es demasiado tarde para actuar; sin embargo, debes aprender a intervenir antes. Se trata de detectar aquellas señales que indican que vas camino de perder el control y comprender qué es lo que te impulsa a llegar a esos niveles emocionales. Entendernos mejor nos va a servir para predecir o anticipar un posible secuestro emocional.

2. Considerar a alguien como un ejemplo conductual. Admirar a alguna persona que sepa mantener la calma ante momentos de estrés y a quien se pueda preguntar cuáles son sus estrategias para manejar situaciones no deseadas.

3. Observar el cuerpo. Observa cómo te sientes físicamente, cuál es tu expresión corporal antes de entrar en estado de secuestro emocional. Esto es importante porque, además de ver cómo te sientes, podrás comprobar la intensidad de la emoción. Así, si

frunces el ceño será porque algo no te ha agradado demasiado, pero si cierras las manos y aprietas la mandíbula será porque estás muy enfadado.

4. Hacer un cortocircuito a la amígdala. Aprende a tomarte un tiempo fuera de la situación que te está poniendo nervioso. Trata de verla como si estuvieras mirando una obra de teatro. Observa, como espectador, qué emoción estás experimentando y si tu reacción está siendo desmesurada. ¿De qué otra manera menos explosiva podrías estar reaccionando? Por el contrario, si ves que la emoción te va a superar, márchate de la escena. Sal a la calle a caminar, hazlo deprisa, sin llegar a correr, pero lo bastante rápido como para que se acelere el pulso. Así liberarás oxitocina y disminuirán los niveles de cortisol. Tómate un tiempo para calmarte y, cuando regreses a la escena, ya habrás recuperado el equilibrio y podrás hacer frente a la situación de una manera menos dolorosa.

5. Perdónate. Perdónate cuando falles, pues no siempre vas a conseguir controlar la situación y, con toda probabilidad, estallarás cuando menos te lo esperas y con la persona que menos lo merezca, pero no lo habrás hecho de manera consciente. El cerebro ha creído necesario actuar por ti, controlando la situación, porque ha captado que era potencialmente peligrosa. Perdonarse es complicado, pero debes entender cuáles son tus verdaderas intenciones. Perdónate y pide perdón las veces que sea necesario; sé consciente de que esto requiere tiempo y entrenamiento.

Sin lugar a dudas, este entrenamiento no solo va a conseguir que puedas salir más o menos airoso de determinadas situaciones, sino que pondrá al alcance de tu mano la posibilidad de crear nuevas conexiones cerebrales y de desarrollar la plasticidad neuronal.

Un cerebro moldeable

El término «plasticidad neuronal», o «neuroplasticidad», hace referencia a la flexibilidad que posee el cerebro para adaptarse a los cambios a través de redes neuronales y a la capacidad que tiene el sistema nervioso para modificarse tanto funcional como estructuralmente. Es decir, la neuroplasticidad nos muestra que el cerebro está hecho de un material que puede ser moldeado, que podemos cambiar su forma, porque posee la facultad de recuperarse y reestructurarse.

Durante mucho tiempo se pensó que la estructura del cerebro crecía con rapidez en los primeros años de vida y que en la edad adulta esto dejaba de suceder. Sin embargo, estudios posteriores demostraron que, aunque a una velocidad menor, seguía produciéndose el crecimiento del cerebro. Esta plasticidad neuronal es una propiedad del sistema nervioso y permanece a lo largo de la vida, en respuesta tanto al paso del tiempo como a las lesiones. Es muy beneficioso y no solo permite adquirir conocimientos en una edad avanzada, sino que brinda la oportunidad de crear nuevos hábitos de conducta. Se trata, pues, de fortalecer nuestro estado emocional. Con esto no solo logramos el bienestar emocional, sino que también fortalecemos el sistema inmune.

Hace mucho tiempo era imposible pensar que los estados emocionales alteran el material genético; sin embargo, hoy en día existe una ciencia muy sólida llamada «epigenética» que demuestra que los estados emocionales y las condiciones ambientales que experimenta una persona movilizan ciertas hormonas que interactúan con la membrana de la célula y que tienen acceso al material genético, haciendo que unos genes queden dormidos y que otros despierten. Estos cambios epigenéticos también son hereditarios y pueden ser modificados por el entorno en el que vivimos. De esta manera, las experiencias de una persona no solo cambiarán el funcionamiento de su propio ADN, sino también el de sus hijos. Es decir, existe una herencia genética, como puede ser el color de los ojos o del cabello, pero también hay una herencia epigenética, como puede ser tener hijos más sanos porque han heredado el metabolismo de unos padres que practican deporte. ¿Qué es lo que podemos hacer, entonces, para favorecer una vida mejor?

Debemos potenciar un estilo de vida saludable.

Un estilo de vida saludable no solo es tener una alimentación equilibrada o hacer deporte, sino que debemos mantener también un estado emocional positivo. Esto lo podemos conseguir mediante un cambio de hábitos, ya que, como hemos visto, podemos modificar la estructura del cerebro.

El hábito es una acción que se produce de manera reiterada y que genera una conducta. Visto así, cambiar los hábitos parece algo muy sencillo, pero no es así.

En mi caso, cambiar ciertos hábitos se vuelve una tarea muy complicada.

Recuerdo que, al comienzo de mis estudios en Descodificación Biológica, siempre me sentaba en la misma fila de asientos (nunca en la primera) y procuraba tener al lado a alguien con quien me sintiera cómoda. En general, eran dos chicas con las que luego entablé cierto grado de amistad. Lo hacía así porque, cuando había que hacer ejercicios prácticos, me sentía menos avergonzada de mostrar mis emociones, las ocultas, a alguien que me conociera un poco.

Esto era el hábito que yo había creado. Sin embargo, después de varias semanas, la profesora, una vez sentados, nos hizo levantarnos y cambiarnos de sitio para que nos situáramos al lado de alguien con quien nunca hubiéramos estado. No te puedes imaginar la ansiedad que me creaba y el mal rollo que me entraba solo de pensar que tenía que practicar terapia con un «extraño». Pero, con el paso del tiempo, ya había creado el hábito de sentarme cada día en un sitio diferente (incluso en primera fila) y mi ansiedad había desaparecido. De hecho, me sentía contenta con solo pensar que podía conocer a gente nueva cada vez. Hasta que, de repente, la profesora decidió que debíamos cambiar de sitio y que, además, teníamos que dejar nuestros apuntes y anotaciones en el lugar donde estábamos sentados. De este modo, cogeríamos cada uno los apuntes del día para otra persona, y, por supuesto, la otra persona tomaría los apuntes por nosotros. De nuevo apareció la ansiedad, pero aquí por miedo a lo que la otra persona pudiera pensar de mí al ver mis apuntes. Tenía miedo a ser juzgada. Evidentemente, esto también duró varios días, hasta que creé el hábito de confiar en mis capacidades. Cada día, al entrar en clase, me decía: «Confía en ti porque estás hecha para esto»; y después me sentaba en cualquier lugar y, si la profesora decidía hacer algún cambio, lo aceptaba con toda la tranquilidad del mundo y hasta con una sonrisa. En este caso, el cambio de hábitos fue algo impuesto, pero también beneficioso.

Podemos realizar cambios en cualquier ámbito de la vida: en la rutina diaria, en el trabajo, en la manera de relacionarnos con amigos y familiares, en la alimentación, en la pareja, y así un largo etcétera de espacios que se pueden mejorar con tan solo modificar pequeños actos.

¿Eres de los que cuando suena el despertador lo apagan diez veces hasta levantase tarde? Si es así, es probable que tengas mal humor durante todo el día. Prueba a poner el despertador media hora antes y a levantarte cuando suene. Al despertar, sonríe y tómate el tiempo suficiente para desayunar con tranquilidad y asearte, antes de ir a trabajar. Podrás comprobar cómo cambia tu actitud frente al día que te espera.

Este cambio de hábitos, en un principio, requiere de un esfuerzo extra por nuestra parte. Hay que ser constantes porque lo malo que tienen los hábitos es que se pierden con facilidad. Así, si no me gusta mucho hacer ejercicio, pero he decidido crear el hábito de ir al gimnasio cada mañana, en cuanto haya días en los que no pueda ir por cualquier cuestión, me pasaré semanas hasta volver a retomar la rutina.

Por ello, los hábitos hay que repetirlos una y otra vez, para que se conviertan en una tarea rutinaria (esto no significa que tenga que ser aburrida) y se generen entonces nuevas conexiones neuronales. De esta manera, los hábitos pasarán a formar parte de la mente inconsciente, y ello nos permitirá realizarlos de manera automática.

La toma de conciencia

Con todo lo que hemos visto hasta ahora, estarás de acuerdo conmigo en que tenemos al alcance de nuestra mano cambiar la manera de relacionarlos con la vida. ¿Qué pasa entonces? ¿Por qué resulta tan difícil a veces?

Resulta difícil porque los problemas siguen existiendo, porque las enfermedades o las dificultades económicas no desaparecen con solo pensar que todo está bien. Es aquí donde hay que ser consciente. No hay que negar el problema, hay que enfocarse y dar fuerza a la oportunidad.

> Lo que somos hoy, proviene de nuestros pensamientos de ayer, y nuestros pensamientos actuales construyen nuestra vida de mañana: nuestra vida es la creación de nuestra mente.
>
> BUDA

Es evidente que la vida no es de color de rosa. La mayoría de las personas que acuden a mi consulta lo hacen porque han llegado a un punto en el que ya no pueden más.

Da igual que tengan una enfermedad física y que lleven tiempo medicándose sin obtener muchos resultados, o que no les vaya bien la manera en la que transitan por la vida. Se sienten sobrepasadas por la realidad que están viviendo, pero, por el contrario, saben que hay algo dentro de ellas que no funciona bien. De alguna manera, han tomado conciencia de que el cambio es algo que debe empezar desde el interior y buscan a alguien que las acompañe para trazar un nuevo camino.

Son personas de todos los géneros, edades y clases sociales. Todas son muy valiosas y con grandes valores, cada una con un síntoma diferente, pero todas con algo en común: han puesto el foco en el problema y no en la oportunidad o en la solución.

La percepción, el pensamiento que tenemos sobre las cosas, es una construcción cerebral. Allí donde llevamos la atención van a ir nuestras emociones y eso se va a convertir en nuestra realidad. Cuando nos enfocamos en el aspecto negativo de las cosas, somos incapaces de ver la parte positiva que podemos extraer de la situación. Sin embargo, si nos centramos en encontrar la oportunidad, a pesar de que por el camino hallemos dificultades, no perderemos el foco y la oportunidad al final aparecerá. Somos creadores de la realidad que vivimos. Podemos reinventarnos, hemos visto que el cerebro cambia su estructura. Se crean nuevas conexiones neuronales. No se trata de ignorar los problemas de la vida, sino de desarrollar el hábito de enfocarnos en ser positivos y tratar de mantener el equilibrio emocional cuando no nos gustan las situaciones que se nos presentan. Si mantenemos esta dinámica, llegará el momento en el que podamos ver los aspectos positivos de la vida con mayor facilidad. Seremos una versión mejorada de nosotros mismos.

Si a un huevo lo rompe una fuerza externa, se acaba la vida. Si lo rompe una fuerza interna, comienza la vida. Cambia desde tu interior.

ALEJANDRO JODOROWSKY

Sin duda, estamos guiados por nuestras emociones. Sin embargo, las emociones no son más que una etiqueta que colocamos a determinados sentimientos. Sabemos que, biológicamente, emociones como el miedo o el asco nos alejan de peligros potenciales, pero muchas veces se experimentan emociones que nada tienen que ver con un peligro real. De alguna manera, las hemos automatizado e incluso pueden ser controladas por quien las experimenta. Así, si existiera un miedo a conducir, por ejemplo, se podrían hacer algunos ejercicios para mantener la calma antes de subir al coche, pero lo único que se conseguiría es que ese miedo quedara oculto, dormido. Sin embargo, ese miedo no va a desaparecer, puesto que está conectado a un primer instante en el que se vivió una situación real que lo activó, y quedó grabado en el inconsciente. En este caso, podría ser que en la infancia hubiera ocurrido un accidente en el que la persona estuviera presente, o que alguno de sus antepasados hubiera sufrido uno en el que perdió la vida.

Nuestra mente está plagada de patrones y programación inconsciente que han sido grabados desde antes de nuestro nacimiento. Incluso antes de nacer, ya hemos heredado de padres y ancestros todo aquello que ha servido para la perpetuación de nuestro sistema familiar y que, de manera automática, en el presente, dirige nuestra conducta y crea nuestra realidad. De acuerdo con estos programas creamos un personaje de nosotros mismos, una personalidad a la que pondremos determinadas etiquetas: soy nervioso/a, intransigente, luchador/a, etc.

Estamos muy ligados a nuestro sistema familiar y, a pesar de que quizá no hayamos conocido a nuestros abuelos o bisabuelos, lo que ellos sufrieron o disfrutaron puede estar afectándonos en el presente. ¿Quiere decir esto que no somos libres? No somos libres si dejamos que esta programación, que la mayoría de las veces es limitante, sea la que dirija el timón de nuestra vida. Sin embargo, sí que tenemos la libertad de decidir cómo relacionarlos con esta programación, con esta realidad que se ha ido formando con nuestras experiencias de vida. Esta es la auténtica libertad.

En general, solemos tomarnos todo de manera personal. Sentimos que cada cosa que pasa en nuestra vida es a favor o en contra nuestra. Si son cosas positivas, no le damos demasiada importancia; pero cuando lo que sucede no nos gusta, enseguida atribuimos esa responsabilidad a alguien o algo. «Mi jefe me ha hecho tal o cual cosa»; «Mis padres no me entienden»; «No puedo estar bien porque no tengo dinero suficiente»..., y un sinfín de excusas similares que nos mantienen en un estado de desconexión con nuestro interior. De esta manera, ponemos en manos de los demás y de las circunstancias que nos rodean nuestro bienestar. Esto genera en nosotros frustración, enojo y, por supuesto, un gran desgaste emocional y energético. Estamos continuamente alerta por si en algún momento hay que poner en marcha los mecanismos de defensa, como el ataque o la huida.

El que domina su cólera, domina a su peor enemigo.

CONFUCIO

Somos lo que pensamos

En el capítulo anterior hemos visto que aceptando las situaciones tal y como son, sin intentar influir en el resultado y, sobre todo, sin poner resistencia, dejamos a un lado el sufrimiento y solo fluimos con la vida, permitiendo que llegue lo que tenga que llegar y que se marche aquello que ya no es necesario para nuestra evolución. Bien, pues esto no es todo porque, al cambiar nuestra manera de vivir y de percibir el mundo, podemos cambiar nuestra biología. Esto no es cosa mía ni de ningún gurú, sino de un importante biólogo de nacionalidad estadounidense: Bruce Lipton.

Lipton, de setenta y siete años, impartió clases de Biología Celular en la facultad de Medicina de la Universidad de Wisconsin. Pero no solo se dedicó a dar clases, sino que desarrolló importantes estudios sobre la epigenética. Estos estudios lo llevaron al pleno convencimiento de que el cuerpo puede cambiar si ajustamos nuestras percepciones y creencias.

A pesar de que suele pensarse que las células madre son un nuevo avance de la ciencia, él ya se dedicaba a esto en 1967.

> A través de mi investigación encontré un camino diferente para comprender la medicina y la salud, con una visión distinta de la genética que ahora se llama «epigenética».
>
> BRUCE LIPTON

El poder de la genética es conocido por todos. Sabemos que, dependiendo de los genes que heredamos de nuestro padre y de nuestra madre en el momento de la concepción, así serán nuestros rasgos, y que estos genes van a determinar el resto de nuestra vida en lo que se refiere al aspecto físico, emocional y comportamental.

No obstante, la ciencia epigenética (es decir, por encima de la genética) estudia cómo el medio ambiente selecciona los genes y puede modificar la lectura de estos. Los estudios realizados por Lipton demuestran que las células cambian en función del entorno. Según sea este y cómo respondemos a él, un gen puede crear más de treinta mil diferentes variaciones.

> No vemos las cosas como son, sino como somos nosotros.
>
> JIDDU KRISHNAMURTI

Desde que nacemos, venimos a un entorno preciso, a una familia en concreto, que tiene unos valores determinados y un rango económico y social definido. Aprendemos a vernos como nos ven; es decir, que el valor que nos damos va a depender de cómo nos valoren los demás, y las situaciones que experimentemos serán las que den forma a nuestra vida. De este entorno van a depender nuestras creencias, y estas creencias nos harán ver el mundo de una determinada manera.

Es muy probable que si te has criado en una familia con pocos recursos económicos, por ejemplo, en tu vida adulta valores mucho el dinero y seas de los que prefieren ahorrar por si en algún momento lo necesitas. Y con este pensamiento, con esta creencia limitante diciéndote en tu cabeza cosas como «el dinero no cae de los árboles», creas tu realidad. Pero con esa necesidad de tener dinero guardado por lo que pueda pasar, en cuanto tienes un poco de dinero, ¡zas!, algo pasa y tienes que gastarlo. De esta manera, te reafirmas en la idea de que necesitas ahorrar, porque seguro que lo vas a necesitar, y entras así en una espiral de la que es muy difícil salir.

La clave está en prestar atención y tomar conciencia de la realidad que estás creando. ¿Te gusta? ¿La vives con angustia y desesperación?

El subconsciente es un gran ordenador central que procesa la información un millón de veces más rápido que la mente consciente. Casi el cien por cien del tiempo utiliza como referente la información almacenada desde la niñez. Por eso, si la semilla que hay plantada en el inconsciente es limitante, ya podemos hacer todo lo que queramos para conseguir un objetivo, que no lo conseguiremos.

A simple vista, puede parecer que cambiar estas percepciones y creencias es imposible, pero por suerte sí que se puede. Al cambiar la percepción que hay instalada en el subconsciente, cambia la realidad y cualquier cosa que imagines puede llegar a materializarse.

Todos conocemos el efecto placebo, ¿no es así? Al creer que una pastilla tiene el poder de sanar, quien la toma se encuentra mejor. Pero, en realidad, la pastilla no tiene ese poder, sino que la mente, al otorgarle ese valor, crea esa realidad y se experimenta la mejoría. Lo que ha cambiado es la creencia. Los pensamientos positivos afectan de un modo directo a nuestra biología. Es un hecho científicamente probado que al experimentar alegría se liberan neurotransmisores, como endorfinas, oxitocina, serotonina y dopamina, y que ese sentimiento de bienestar provoca el crecimiento celular. De igual modo, tener pensamientos y sentimientos negativos y recurrentes conduce a la muerte celular.

Los pensamientos positivos son un imperativo biológico para una vida feliz y saludable. Existen dos mecanismos de supervivencia: el crecimiento y la protección, y ambos no pueden operar al mismo tiempo.

BRUCE LIPTON

En busca de la felicidad

Podríamos decir que hay tres tipos de personas. En primer lugar, las que siempre están bien, sonríen a la vida, no se toman las cosas como algo personal y ven en cualquier circunstancia la posibilidad de crecimiento y evolución. Después, en un rango medio, se encuentran las que simplemente están, es decir, nacen, crecen, se reproducen y mueren, pero que, en su paso por la vida, no experimentan nada destacable porque ni siquiera se plantean la posibilidad de que puede haber algo mejor. En último lugar, están aquellas personas para las que la vida es una auténtica carga, pues desde que se levantan están de mal humor o deprimidas, y no admiten que pueda haber algo en su interior que les esté pidiendo un cambio, porque se limitan a culpar a su entorno (familia, trabajo, dinero, salud) de sus estados emocionales.

En algún momento de la vida, todos y cada uno de nosotros hemos transitado por estos tres estados, y estarás de acuerdo conmigo en que el único que puede proporcionarnos la sensación más parecida a la felicidad es en el primero. ¿Por qué, entonces, nos pasamos la vida fluctuando entre el bienestar y el malestar? Porque muy pocas veces mantenemos la coherencia entre lo que pensamos, lo que sentimos y lo que hacemos. Toleramos cosas, situaciones y personas que en general no deberíamos tolerar. Y lo hacemos porque tenemos una imagen de nosotros mismos, a modo de máscara, con la que nos presentamos al mundo pensando que es nuestro pasaporte a la aceptación social.

Nos pasamos la vida diciendo cosas como: «Esto es lo que me ha tocado vivir»; «La vida es dura», e incluso nos atrevemos a echarle la culpa a un mal karma. Pero no nos damos cuenta de que la realidad que se está expresando fuera no forma parte de quienes somos, sino de cómo actuamos. Y lleva mucho tiempo y sufrimiento darse cuenta de esto, con momentos de llanto y desesperación. Nos resistimos a hacer el cambio que la vida nos está pidiendo porque salir de la zona conocida, la zona de confort, es dar un salto al vacío.

Aceptar este gran reto es sinónimo de evolución, porque al hacerlo, y superar todos estos traspiés de la vida, caemos en la cuenta de que la vida es maravillosa, que tener una existencia plena depende solo de cómo nos relacionemos con las experiencias que se nos presentan y que no hay ninguna fórmula mágica, sino más bien que esta magia está dentro de nosotros.

La expresión «entrar con el pie derecho» hace referencia a empezar algo de manera positiva, afortunada y sin problemas. Tiene un origen eclesiástico, debido a que los antiguos católicos decían que al Paraíso se accedía por el camino de la derecha y entrando con ese pie. Bueno, pues hay días en los que todo sale bien, tenemos el guapo subido y nos sentimos capaces de comernos el mundo; tanto es así que incluso la gente de siempre parece más amable. El error es pensar que esto solo ocurre de vez en cuando, que esta actitud es algo ajeno a nosotros. ¡No! Esto es inherente a nosotros. Esta es nuestra verdadera naturaleza. Pensar que cuando acabe el día terminará esta «buena suerte» es renunciar al hecho de que lo que estamos viviendo es lo que merecemos vivir.

Tenemos tan interiorizado que la vida no es fácil (creencia limitante al cien por cien) que cuando las cosas se nos dan bien, y todo fluye, de inmediato nuestro pensamiento empieza a proyectarse en el futuro a la espera de que llegue la otra cara de la moneda. Pero déjame decirte una cosa: ¿y si solo hubiera una cara de la moneda?

Sobrevivir es hacer lo mejor que podemos con lo que tenemos en el momento en el que estamos.

ALEJANDRO JODOROWSKY

Emoción visceral
o resentir

¿Qué son las emociones?

Qué difícil es explicar lo que es una emoción, pero qué profundo se sienten, ¿verdad? Suele hablarse mucho de las emociones y todo el mundo parece saber qué es lo que hay que hacer para mantenerlas bajo control; pero, desde mi punto de vista, no hay nada más complicado que su manejo. ¿O acaso alguien puede pensar que una persona deprimida está así porque no quiere cambiar su estado de ánimo? Si en algún momento se experimenta tristeza, ¿es posible salir de ahí con tan solo sonreír y decir que todo está bien? Es evidente que no sucede así.

Se tiende a pensar que las emociones negativas, como el miedo o la tristeza, no son buenas, y por eso, cada vez que emergen, se hace lo posible para que desaparezcan intentando cambiar ese estado de ánimo con rapidez. Sin embargo, no solo no se consigue, sino que el simple hecho de querer que la emoción se esfume hace que se haga más presente. ¿Por qué razón sucede esto? Porque es imposible cambiar una emoción desde el pensamiento, hay que hacerlo desde el sentimiento; pero para cambiar el sentimiento, primero se ha de entender cuál es la función de la emoción que se está experimentando y, sobre todo, cuál es la raíz de su aparición.

Según el *Diccionario de la Real Academia Española*, una «emoción» es una «alteración del ánimo intensa y pasajera, agradable o penosa, que va acompañada de cierta conmoción somática». Por lo tanto, las emociones son respuestas internas que se dan de manera automática y natural frente a determinadas situaciones. La emoción es lo que el sistema nervioso utiliza para evaluar una situación y establecer así la respuesta que se va a dar, es un mecanismo de adaptación al entorno frente al cual reaccionamos de manera inconsciente. Esta respuesta emocional que se otorga a cada situación, tiene que ver solo con cada persona. Es decir, ante una misma situación, dos o más personas pueden tener emociones diferentes. ¿De qué depende entonces? De la información y la programación que se tiene a nivel inconsciente. Dicha información ha quedado grabada a partir de las experiencias vividas, de la interpretación que se les ha dado y de la información heredada de padres y ancestros (recordemos la existencia de la epigenética).

Hoy en día, es sabido que las emociones tienen un papel primordial en el estado de salud de una persona, pues pueden incluso causar enfermedades. Por eso, siguiendo los pasos de la Descodificación Biológica, reconectar con las emociones es básico para sanar y, además, deben examinarse a un nivel muy profundo la emoción visceral o el resentir.

Emoción visceral

¿Qué es lo que se entiende por emoción visceral? Hay muchas personas que, cuando reaccionan frente a algunos eventos positivos o negativos, lo hacen de una manera incontrolable, como si estuvieran fuera de sí. Entonces, se dice de él o de ella que es una persona muy visceral. Esto significa que es una persona que reacciona de una manera muy intensa, que sus reacciones salen de lo más profundo de su ser.

Sin embargo, si nos atenemos a la Descodificación Biológica, al hablar de «emoción visceral o resentir» se hace referencia a la emoción almacenada a un nivel muy profundo y arraigado cuando se ha vivido una situación desestabilizante. Es decir, en el momento en que una persona vive un acontecimiento que le provoca un bioshock (una situación dramática, sin expresión, sin solución y vivida en soledad), la energía que produce la emoción predominante en ese instante, queda registrada en el cuerpo mediante sensaciones físicas concretas, como, por ejemplo, tensión en el cuello, sensación de falta de respiración o alteración en el ritmo cardiaco. La emoción, pues, es una advertencia que proviene de nuestro interior y va a determinar nuestro estado de ánimo, pudiendo además ser resumida en una palabra. Por lo tanto, ante una situación de bioshock habrá dos marcas interiores que guardarán el recuerdo: la sensación física y la palabra.

Este resentir vivido en el instante del shock no solo quedará almacenado a nivel físico, sino que reaparecerá de nuevo, de manera idéntica, en todas aquellas situaciones que el inconsciente perciba como similares. Por eso es muy importante reconocer estas sensaciones corporales, ya que son las que se necesita rescatar del pasado para poder desprenderse de ese estado emocional. Hay que recordar que el inconsciente graba todo para ponerse en estado de alarma cuando se experimentan situaciones semejantes a las del primer instante de shock.

Se habla de emoción visceral y no de emoción porque la emoción visceral es la primera, la que queda grabada en el interior de las células. Esta emoción y la información que contiene pueden transmitirse de generación en generación.

Un ejemplo de cómo estas memorias quedan impresas en el ADN es mi miedo al fuego. Más que miedo es terror. No importa si estoy frente a un incendio o a una pequeña hoguera. En cuanto el elemento fuego está presente, mi respiración comienza a acelerarse, me sudan las manos y siento una fuerte presión en la cabeza. Son unas sensaciones muy desagradables que incluso llegan a paralizarme.

Con el tiempo, pude descubrir que este miedo estaba en relación con la muerte de una hija de mi abuela materna. Murió drásticamente en un incendio de una fábrica a los nueve años y jamás se habló de ello y del dolor que provocó en la familia.

Por lo tanto, ante cualquier síntoma físico (enfermedad), comportamental o existencial, se parte de una primera emoción que no ha sido expresada, pero sí ha quedado grabada en las células. Encontrar esa emoción para poder vaciarla es el objetivo de la terapia de Biodescodificación. Del mismo modo que aparece esta emoción visceral, hay que saber que alrededor de ella se irán creando más emociones, a modo de capas, para proteger a la persona y que no tenga que revivir esa primera emoción porque fue muy dolorosa. Recordemos que el inconsciente la guardará y la mantendrá dormida, siempre para el bien de la persona. Sin embargo, acceder a esta emoción y reconectar física y emocionalmente con el evento original es indispensable para liberar la carga que está generando y desactivar así el síntoma. Es imposible desactivar estas memorias a través del intelecto; ha de ser a través del resentir, reviviendo las sensaciones físicas.

Siempre que alguien contacta conmigo para realizar una consulta me expone el motivo. Si tiene un síntoma físico o un diagnóstico médico, me lo hace saber, y si es una consulta de tipo existencial, me cuenta «su historia». Y digo «su historia» porque es la que él o ella se cuentan una y otra vez para dar sentido a eso que están viviendo. Es la manera que tienen de dar una explicación lógica. El problema es que, desde la lógica, jamás se encuentra la respuesta, pues para llegar a ella hay que dejar de lado los pensamientos, los razonamientos y las explicaciones, porque lo único que hacen es alejarnos de las sensaciones corporales. Esto en general sucede como mecanismo de defensa para alejarse de la zona de dolor. Así se consigue mantener el control y la manipulación de las emociones, intentando dar un sentido desde el intelecto.

Entonces, cuando se sientan conmigo, tratan de convencerme de que eso que sienten es porque algo o alguien del exterior tiene la culpa. Después les digo: «Muy bien, ahora siéntate, cierra los ojos y respira. No tienes que contarme nada, solo vamos a observar qué sientes en el cuerpo cuando visitamos algunas escenas». Te puedo asegurar que cuando la persona entra en la emoción, esa que está generando el malestar, no hay nada que decir.

Emociones primarias

Es muy importante aclarar que las emociones no son ni buenas ni malas; solo son el combustible necesario para que la persona comience a actuar con el fin de salir de situaciones de dificultad o a disfrutar de momentos placenteros. Así pues, se pueden clasificar las emociones en dos tipos: emociones primarias o profundas y emociones secundarias.

Las emociones primarias aparecen durante el desarrollo natural de cualquier persona, con independencia del entorno en el que se desarrolle. Son emociones que se comparten con el reino animal y cuyo único propósito es asegurar la supervivencia y potenciar las relaciones con los semejantes. Sirven para defender o alejar al individuo de situaciones peligrosas o bien para acercarlo a estímulos placenteros. Tienen como única función la supervivencia y la perpetuación de la especie. Se dividen en dos grupos:

emociones positivas (agradables), como la alegría, la tranquilidad y el amor; y emociones negativas (desagradables), como el miedo, el enfado o la tristeza.

Veamos, entonces, para qué sirven estas emociones primarias:

- El **miedo** prepara para evitar, escapar o proteger ante un peligro.
- El **enfado** o la **ira** proporciona recursos para la autodefensa o el ataque.
- La **tristeza** posibilita tomar un tiempo para uno mismo, para la introspección y la reconciliación. Permite tomar fuerzas.
- La **alegría** hace que estemos en acción, ser proactivos y poner el foco en lo positivo con un pensamiento flexible.
- La **tranquilidad** es un estado de fortaleza emocional que hace que las situaciones externas no afecten de manera negativa.
- El **amor** es una de las emociones más importantes y hace posible la relación y el vínculo con otras personas.

Por lo tanto, cada vez que se vive una experiencia se va a clasificar como positiva, negativa o neutra, de modo que solo los eventos que se experimenten de forma negativa generarán emociones primarias negativas y, más adelante, el síntoma. Estas emociones son las que identifican el estado fisiológico que vive la persona en relación con un evento. El objetivo en terapia es llegar a esta emoción, pero, para ello, se debe transitar por el resto de las emociones que se han creado alrededor: las emociones secundarias.

Emociones secundarias

Las emociones secundarias, que se han ido sofisticando con el paso del tiempo y marcan la diferencia entre humanos y animales, nos han permitido tener un mundo emocional más extenso. Derivan de las emociones primarias y tienen funciones adaptativas. Por ejemplo, la ansiedad es la emoción secundaria del miedo, y motiva a prevenir contra el peligro. Por eso, alrededor de cada emoción primaria se van creando emociones secundarias que permiten ir saliendo del paso, pero dificultan el acceso a la emoción primaria. Recordemos que, de no desactivar la emoción primaria, no se llegará al resentir profundo y el síntoma no desaparecerá.

Es evidente que a lo largo del día se pueden experimentar diferentes emociones y estados de ánimo; y dependiendo del sentido que se otorgue a las situaciones que se están viviendo, se saldrá de ellas con más o menos facilidad, pero ¿qué pasa cuando se entra en contacto con una emoción que a veces ni siquiera se reconoce su procedencia, pero bloquea?

Bien, esto es la emoción visceral y, como se vio en el primer capítulo, esta primera emoción quizá tenga su origen en la línea de la vida, pues puede haber quedado grabada en el instante en el que vivimos un evento con mucha carga emocional o cuando vivimos eventos repetitivos, a modo de gota a gota. Pero también es posible que esta emoción haya nacido con la persona, que ya esté impresa en las células. Esta información es una programación a nivel inconsciente, y en Descodificación Biológica se conoce como Proyecto Sentido.

Veamos, pues, qué es el Proyecto Sentido y por qué es de vital importancia conocerlo para la comprensión de la realidad que vivimos cada uno de nosotros.

> Para conservar el equilibrio, debemos mantener unido lo interior y lo exterior, lo visible y lo invisible, lo conocido y lo desconocido, lo temporal y lo eterno, lo antiguo y lo nuevo.
>
> JOHN O'DONOHUE

Proyecto Sentido

El concepto de «Proyecto Sentido» fue acuñado por el psicólogo francés Marc Fréchet y hace referencia al periodo que abarca desde los nueve meses antes del nacimiento hasta los tres primeros años de vida, pasando por el momento de la concepción, el embarazo y el nacimiento. Como señalaba el propio Marc Fréchet, «antes de ser concebido, el hijo es una idea preconcebida en la cabeza de sus padres». Hay un motivo consciente o inconsciente por el cual debemos venir a la vida. Ya hay una información grabada a nivel celular que, sin saberlo, va a afectar tanto a nuestras decisiones como a la manera de transitar por la vida. El hijo es la solución inconsciente a los problemas, deseos y conflictos de los padres. Es sorprendente, ¿verdad?

Marc Fréchet llegó a esta conclusión basándose en su propia experiencia. Nació en 1946, habiendo sido concebido a finales de la Segunda Guerra Mundial. Las circunstancias que rodearon su concepción fueron definitivas para la supervivencia de su madre. La madre de Fréchet, que, según sus propias palabras, había hecho cosas no muy claras durante la guerra, iba a ser juzgada y, si se la consideraba culpable, sería encarcelada. Así que los padres de Fréchet tuvieron la idea de que, si ella se quedaba embarazada, el juez sería más indulgente y quizá se librase de la cárcel, o, si al final era condenada, las condiciones en prisión serían mejores. Por lo tanto, Marc fue concebido con la idea de ayudar a su madre, por lo que vino al mundo con el claro mensaje de estar hecho para ayudar a la mujer.

Su madre pasó los nueve meses de embarazo en una prisión de mujeres, y no solo eso, sino que Marc Fréchet nació y vivió los primeros nueve meses de su vida en la cárcel. En total, Fréchet pasó dieciocho meses privado de libertad y cuidado por las compañeras de su madre. Este tiempo de reclusión y las condiciones que allí tuvo condicionaron su vida. Él decía que su madre había tenido un hijo porque lo necesitaba para lograr una vida más confortable, pero no porque quisiera ser madre. En prisión fue cuidado y atendido por todas las mujeres menos por su madre. En su vida, aunque estuviera rodeado de personas, siempre se sintió solo.

Ya siendo adulto y como profesional de la psicología,

Fréchet atendía a mujeres a las que ayudaba a salir de su encierro. Se especializó en terapia para el tratamiento de esclerosis múltiple y logró un cien por cien de éxito en la curación de las mujeres que la padecían.

Según esta idea, los pensamientos, las emociones y las vivencias que tienen los padres, hasta nueve meses antes de la concepción de un hijo, influyen directamente en la vida de este. Todo ello afectará al carácter, a las relaciones e incluso a la profesión que se elija. Son mandatos y proyectos que se cumplen de manera automática e inconsciente. Si esos proyectos son positivos, la persona estará encargada de realizar los sueños de sus padres o ancestros; pero en la mayoría de los casos son proyectos dolorosos que no permiten vivir la vida que se desea y, de alguna manera, mantienen a la persona en desequilibrio.

Los padres actúan como ingenieros genéticos incluso antes de la concepción. Los actos, pensamientos y emociones de los padres influirán tanto mental como físicamente en su futuro hijo.

BRUCE LIPTON

En este sentido, hay que saber que el bebé siente como propio lo que le sucede a la madre. No existe separación entre el yo de la madre y el yo del hijo, y no solo durante el embarazo, sino hasta los tres primeros años de vida. La madre es el alimento físico y el alimento emocional, por lo tanto el Proyecto Sentido tiene que ver sobre todo con la madre, ya que el bebé se gesta con la impronta de las emociones y pensamientos de esta, con lo que la madre es capaz de expresar y, sobre todo, con lo que no se permite expresar.

Por lo tanto, si se está viviendo alguna situación que genera conflicto o malestar, el hecho de conocer cuáles fueron las circunstancias que se dieron en torno a la concepción, el embarazo, el nacimiento y los tres primeros años de vida ayudará a descubrir cuál es la emoción que está oculta y dirigiendo, desde lo más profundo de la psique, la percepción de la realidad presente.

Es muy importante saber que, cuando alguien viene al mundo o cuando se trae a alguien al mundo, es porque existe un deseo, ya sea consciente o inconsciente. Por este motivo, a veces se puede dar un embarazo aun tomando anticonceptivos, o, por el contrario, a pesar de querer tener un hijo de manera consciente, una mujer en edad fértil y sana no consigue quedar embarazada.

Veamos, entonces, más en profundidad qué es esto del Proyecto Sentido, ya que es la base sobre la que nos hemos construido. Marc Fréchet utilizaba la metáfora del barco para explicar qué es el Proyecto Sentido. Se trata de imaginar que la vida es un trayecto en barco, en el cual se parte de un puerto para ir hacia otro destino, pero la única libertad que se tiene es hacer lo que se quiere exclusivamente dentro del barco. Al liberar este proyecto se puede salir de ese barco y tomar el que se quiera y en la dirección que se elija, pues no hay nada impuesto. Por lo tanto, algunas de las preguntas que debemos hacer son: «¿Cómo estaban mis padres a nivel emocional durante la concepción? ¿Qué ocurrió en la familia durante mi embarazo?». La mayoría de las personas contestan a esta pregunta con un «todo fue normal», pero siento decir que esto es lo que les han hecho creer. En este sentido, las madres siempre mienten. Para ellas, es difícil reconocer que quizá el embarazo llegó en el momento menos apropiado y que no se sintieron preparadas, o que, al quedarse embarazas, tuvieron que renunciar a alguna parte de su vida personal, laboral o familiar. Por el contrario, suelen decir que todo fue bien y que se sintieron felices de ser madres. Es evidente que esto es una generalidad, pues siempre habrá alguna madre sincera que cuente cómo vivió realmente el embarazo.

Hasta que no hagas consciente lo que llevas en tu inconsciente, este último dirigirá tu vida y tú lo llamarás «destino».

CARL GUSTAV JUNG

Tipos de Proyecto Sentido

Se sepa o no, queramos o no, haremos aquello para lo que hemos sido proyectados.

Salomon Sellam, médico francés y especialista en medicina psicosomática, gracias a su investigación, ha definido seis tipos de Proyecto Sentido o programas que se imprimen a lo largo de dicho proyecto, que pueden darse de manera aislada o manifestarse varios a la vez.

Proyecto Sentido intencionado explícito

Este tipo de Proyecto Sentido hace referencia al deseo del padre y de la madre sobre el futuro del niño. Se da por hecho que el embarazo ha sido consensuado por la madre y el padre y que hay un deseo explícito de concebir un hijo. Sin embargo, este programa determinará en qué condiciones este hijo será o no aceptado. Por ejemplo, el padre piensa: «Vengo de una familia de médicos, soy médico y quiero que mi hijo o mi hija sea médico».

En este caso, si el hijo decide ser médico, encajará a la perfección en el clan y no habrá ningún tipo de conflicto, ya que se está cumpliendo con las expectativas. Pero ¿qué pasaría si este hijo decide estudiar cualquier otra cosa que no sea Medicina? Pueden pasar dos cosas: que sienta miedo de ser excluido del clan (familia), por lo que para evitarlo se autoboicoteará, o bien puede llevar a cabo su pasión, a sabiendas de que va a defraudar a la familia (sobre todo al padre).

En el primer caso, se estará honrando a la familia haciendo lo necesario para no ser rechazados, pero se vivirá con una sensación de «mi existencia no tiene sentido». Esto tiene su raíz biológica en que, en el reino animal, de no vivir en manada (clan), se está en peligro de muerte.

En el segundo caso, se puede denegar el mandato y elegir cualquier otra profesión, pero muy probablemente no se tenga éxito, ya que el programa inconsciente dice: «Mientras obedezco, siento el reconocimiento de la familia; pero si me desvío, la familia me rechazará».

Dentro de este Proyecto Sentido también se pueden

encontrar conflictos de inexistencia al preguntarse la persona: «¿Me deseaban de un sexo diferente al sexo con el que nací?»; «¿He sido concebido/a para cuidar de alguien?»; «¿He venido a cubrir el vacío que deja una persona que ha fallecido?».

Cualquiera de estos motivos es suficiente para experimentar una vida llena de contradicciones.

Proyecto Sentido de los acontecimientos naturales

Se refiere a la emoción dominante durante el periodo de gestación y solo puede ser de dos tipos: agradable o desagradable. Se parte de la base de que hay un acuerdo explícito entre los padres de concebir un hijo; sin embargo, en el transcurso del embarazo pueden darse acontecimientos que generen mucha carga emocional y esta será absorbida por el bebé, formando parte de los estados emocionales a lo largo de su vida.

Si la emoción predominante durante el embarazo es positiva, como pueda ser el caso de que a un padre se le conceda un ascenso laboral y esto implique una mejora económica importante para la familia, el bebé crecerá con muchas capacidades para desarrollar una personalidad confiada y alegre que lo llevarán a un fututo exitoso.

Por otra parte, si durante la gestación se ha vivido una tragedia en la familia, como la muerte de un ser querido, y el embarazo transcurre entre llantos y duelo, el bebé absorberá la tristeza y el dolor que hay en la familia. De esta manera, se pueden dar personalidades con tendencia a la depresión. Pero hay que diferenciar entre una depresión con raíz en el Proyecto Sentido y una depresión conflictual. En la primera, el estado depresivo existe desde siempre; se nace con la tristeza. Son personas carentes de energía que no consiguen comprometerse con sus proyectos, y que tienen la sensación, además, de que esa tristeza no les pertenece. Por otra parte, la depresión conflictual se da cuando aparece algo puntual en la vida de la persona que la lleva a vivir sentimientos de tristeza pero que, hasta el momento de la aparición de la experiencia dolorosa, su vida ha transcurrido con normalidad.

Proyecto Sentido de urgencia

En este caso, durante la gestación va a suceder un drama que impregnará la existencia del individuo. Es un acontecimiento de tal magnitud que, en algunas ocasiones, el embarazo queda relegado a un segundo plano. Este puede ser el caso de que durante la gestación fallezca el padre de la mujer embarazada, y al nacer el bebé decidan cambiar el nombre que tenían pensado para ponerle el del abuelo. De esta manera, el niño se convierte en un recordatorio constante de la persona fallecida y revive el duelo familiar.

La información adquirida durante el Proyecto Sentido puede ser positiva o negativa. Si es positiva, no habrá mayores dificultades; pero, de ser negativa, repetirá de manera constante y automática los mismos patrones. El trabajo, en este caso, radica en descubrir que el malestar proviene de negar algo de nuestro pasado.

Proyecto Sentido y el parto

El momento del nacimiento es sumamente importante para la existencia de una persona. Es el primer contacto con el exterior, y la manera en la que se llega a la vida puede definir unos patrones de conducta determinados.

Llegado el momento en el que se cumple la semana cuarenta, más o menos, el feto ya está del todo formado y listo para nacer. El parto es un trabajo que comienza el bebé. Es él quien decide, por eso es muy importante dejar, en la medida de lo posible, que el parto se inicie de manera natural. Sin embargo, hay diferentes tipos de parto que conducirán al bebé a experimentar determinadas conductas en su vida adulta. Veamos algunos de ellos:

- **Parto bloqueado:** el trabajo del parto comienza bien, el bebé lo ha desencadenado, pero aparece algún problema grave, hay sufrimiento fetal y se requiere de la intervención con carácter de urgencia de los médicos. Este parto puede dar como resultado personas que, aunque desarrollen bien sus proyectos, siempre encontrarán trabas que les impidan concluir con éxito sus emprendimientos. El mensaje inconsciente es: «Si concluyo, me muero».
- **Parto rápido:** se refiere a los partos en los que casi no da tiempo a llegar al hospital o a ser atendido por un médico. Serán personas que hagan las cosas muy rápido, como si les faltase el tiempo. Llevado al extremo, puede desencadenar una patología en la tiroides, más concretamente hipertiroidismo. El

mensaje inconsciente es: «Si soy rápido, salvo la vida».

- **Parto lento:** transcurre mucho tiempo entre el momento en que se desencadena el trabajo del parto y se produce el nacimiento. En este caso, se pueden dar personas perezosas, y en algunos casos hipotiroidismo. El mensaje inconsciente dice: «Ir despacio salvó la vida».

- **Parto tardío:** el tiempo de gestación ha terminado pero el parto no llega. El resentir inconsciente de la madre es: «No estoy preparada para separarme de mi hijo». Se podrán ver, en este caso, personalidades perezosas, personas que se sientan indefensas ante el mundo que las rodea, con dificultad para lograr las metas que se propongan.

- **Parto inducido:** partos que se inician de manera natural pero que no se finalizan de esta misma forma. En el transcurso, son ayudados o inducidos con oxitocina o con anestesia epidural. De manera general, se pueden encontrar personas que tienen problemas para arrancar y finalizar proyectos, siempre esperan la ayuda de alguien, no eligen sus relaciones, siempre son elegidas, pero se muestran apáticas. Necesitan ser impulsadas en un mundo donde los demás ponen las reglas.

- **Parto por cesárea:** la cesárea se puede dar por varios motivos: porque hay riesgo para la madre o el bebé, o bien porque se programa para hacerlo todo más fácil (en este caso, no estamos dejando que el bebé decida nacer). Al ser extraídos del vientre materno sin esfuerzo, los bebés no sienten que han nacido, no han tenido que hacer ningún esfuerzo para atravesar el canal del parto. Serán personas sin motivación, dependientes de los padres, que les cueste hacer las cosas por sí solas, no asumirán bien los cambios de ciclos y, en algunas ocasiones, presentarán baja autoestima y necesitarán la ayuda de alguien que tome las decisiones por ellas.

Proyecto Sentido de herencia transgeneracional

Tiene que ver con que ciertas memorias ancestrales del clan, o situaciones no resueltas en la familia, se manifiestan en el bebé. Este acepta reparar el sufrimiento previo que se ha vivido en la familia, incluso de las personas que ya no viven. Un claro ejemplo de esto es el hijo de sustitución. Este tipo de hijo viene a cubrir el vacío que deja la muerte prematura de un hermano. Esta concepción es muy llamativa porque se produce en pleno duelo por la pérdida del hijo. Puede darse, incluso, que cuando los padres llegan a casa después de enterrar al niño que ha fallecido tengan un deseo incontrolable de mantener relaciones sexuales. Es lo que en Descodificación Biológica se conoce como «fiestamanía», y no es más que el deseo inconsciente de reemplazar al hijo que se acaba de perder.

Lo que ocurre con este nuevo hijo que es concebido es que, de mayor, siente una gran carga desconocida pero muy pesada y que lo mantiene en constante indecisión. Es como si dentro de sí tuviera dos voces diferentes que marcan dos caminos distintos, ya que no solo tiene que cumplir con sus deseos, sino que también debe hacerlo con el destino de su hermano. Este hijo de sustitución viene con un claro mensaje inconsciente: «Tengo vida gracias a la muerte de mi hermano»; y por esta razón, muchas veces son personas que sienten que no tienen derecho a destacar por encima de los otros. Además de todo esto, también son personas que sienten tristeza y melancolía, ya que es fácil imaginar cuál fue el estado emocional de la madre durante el embarazo, que no paraba de llorar y tenía pocas ganas de vivir. También, dentro del Proyecto Sentido inconsciente, se encuentra el llamado «síndrome del yacente». Este síndrome se manifiesta en las personas cuya fecha de nacimiento coincide, hasta con una diferencia de siete días por encima o por debajo, con la de un familiar fallecido antes de nuestra concepción. Serán personas que vivan con la sensación de «ir cargando a un muerto» y vivirán la vida sin emoción, o bien todo lo contrario: buscando siempre emociones fuertes.

Proyecto Sentido del secreto de los padres

Cuando en la familia hay un secreto, una situación que se ha dado con anterioridad a la concepción del individuo y de la cual no se habla por ser algo doloroso o vergonzoso, el secreto actúa como una energía bloqueada que necesita salir. Y esto es muy importante para la misión de vida de la persona encargada de revelarlo. Esto puede dar lugar a alteraciones del comportamiento, enfermedades y trastornos psicológicos. Algunos de los secretos que se suelen encontrar son infidelidades, hijos bastardos, asesinatos, abandonos, violaciones, incestos, estafas, pérdidas de dinero o cualquier otra situación que se quiera guardar bajo llave.

¿Qué se espera de mí?

Es de vital importancia conocer la información que gira en torno a la concepción, el embarazo y el nacimiento para reconocer la raíz de aquellas situaciones que están bloqueadas en el presente. Se nace con una información impregnada en las células que va a dirigir la vida y la existencia hasta que se decida tomar conciencia y hacer los cambios necesarios.

Un ejemplo de conflicto con raíz en el Proyecto Sentido es el de una mujer de cincuenta y cinco años, soltera y sin hijos. Sus palabras exactas al expresar cuál era el motivo de la consulta fueron: «Ya no puedo más, no sé en qué momento me perdí por el camino».

Esta mujer trabajaba como auxiliar en un geriátrico y en sus ratos libres hacía trabajos de voluntariado en una ONG. En realidad, no tenía ningún síntoma físico, pero sí que tenía la sensación de estar obligada a hacer todo por y para los demás. No se sentía bien con ella misma, deseaba tener tiempo para dedicárselo a ella, pero entre el trabajo, el voluntariado y atender a sus padres, que ya eran mayores, ocupaba todas las horas del día.

Al revisar su Proyecto Sentido descubrió que su vida había girado en torno a un matrimonio que no funcionaba, un padre ausente y alcohólico, y una madre que era ama de casa y que había sido maltratada de niña. La madre deseaba tener una hija que le devolviera las ganas de vivir.

En este caso, el Proyecto Sentido es el de «hijo salvador». Este tipo de Proyecto Sentido genera en la persona adulta el sentido de sacrificio. Son hijos concebidos no para tener una vida propia, sino para que el otro viva, para que el otro esté bien. Por ello, son personas que ponen los deseos y el bienestar de los demás por encima de los suyos propios, o bien son personas eficaces en el trabajo y con cierto grado de éxito, pero que cuando quieren hacer algo para ellas mismas no lo consiguen.

Para liberarse de esta programación inconsciente se debe encontrar el equilibrio. De un lado está el sacrificio, y justo al otro extremo, en la polaridad contraria, se encuentra el egoísmo. Hay que decir que las personas cuyo Proyecto Sentido es el de hijo salvador, están siempre instaladas en la culpabilidad porque, cuando intentan hacer algo para ellas mismas, se sienten muy egoístas, lo que no les permite salir de este programa. Existe una falsa percepción interna, ya que cuando están en el rol de salvador sienten que han recuperado su poder. Por lo tanto, llegar al equilibrio es comprender que se puede vivir para uno mismo estando atento a los demás. Esta es la manera de respetarse y de dar sentido a la propia existencia. Conectar con uno mismo es salir del sacrificio.

Hijo deseado o no deseado

Con independencia de cuál sea el Proyecto Sentido, una de las cosas que hay que tener en cuenta al revisarlo es si se ha sido o no un hijo o una hija deseados. Si se ha venido al mundo es porque, al menos, hay un deseo inconsciente de que así sea, pero ¿fue buscado el embarazo?, ¿estaban papá y mamá de acuerdo en tener un hijo?, ¿fue un «accidente»?, ¿sintió mamá su embarazo como una carga?

Por lo general, tan solo un poco de información puede ser suficiente y revelador para trascender una situación. Frases como «Tu madre se casó y se quedó embarazada al poco tiempo; sin embargo, seguía enamorada de su primer novio»; «Tu madre intentó interrumpir el embarazo» o «Viniste al mundo mucho antes de lo que me hubiera gustado», dan una pista de lo que ha sido el Proyecto Sentido.

¿Cómo puede afectar el programa de No Deseado? Las personas que se gestan con esta impronta, desde que nacen, tienen un gran sentimiento de culpa por el simple hecho de haber nacido. En diferentes áreas de su vida se sentirán no deseadas y esto les generará muchas inseguridades y baja autoestima. Tendrán una gran sensación de vacío y necesitarán de mucho afecto y contacto físico, pero aunque lo reciban podrán sentir que no es suficiente, puesto que el programa inconsciente es mucho más fuerte. Sus relaciones pueden estar basadas en el apego, siendo personas celosas y posesivas.

Existen muchas mujeres que deciden tener hijos porque creen que esto dará sentido a su existencia. Se sienten solas, abandonadas por maridos que trabajan o viajan mucho, y de esta manera creen que el hijo les proporcionará la calma y compañía que necesitan. De alguna forma, madre e hijo firman un «contrato» en el que el hijo o la hija aceptan ocuparse del bienestar emocional de mamá a cambio de venir al mundo. Entonces, cuando este hijo se convierte en adulto y trata de establecer lazos emocionales con personas que lo alejarán de mamá, de manera automática e inconsciente autosaboteará sus relaciones.

¿Qué es ser un hijo deseado? Ser un hijo deseado consiste en el hecho de que papá y mamá están de acuerdo y preparados para recibir en su vida a un nuevo miembro de la familia. En este caso, hay un acuerdo explícito. Por lo tanto, el bebé trae la impronta de ser bien recibido y las emociones de mamá serán positivas con respecto a su bienestar y al del bebé. Pero eso no quiere decir que el Proyecto Sentido de un hijo deseado no cambie durante el embarazo, ya que pueden ocurrir sucesos externos que hagan que las emociones de mamá varíen de repente y el ambiente emocional ya no sea tan positivo. Esto puede suceder cuando, por ejemplo, durante el embarazo existe algún fallecimiento. A pesar de ser un hijo deseado, habrá emociones de tristeza durante la gestación que, en la edad adulta, actuarán como bloqueante. De igual forma, se puede ser un hijo deseado, pero con un proyecto muy pesado: salvador, hijo de sustitución, bastón de la vejez (concebido para cuidar a los padres cuando sean ancianos), yacente (ser el sustituto de alguien de una generación anterior), hijo medicamento (cuando las células madre son necesarias para curar a otro hijo), o hijo basura (encargado de absorber toda la toxicidad de la familia). Por lo tanto, saber que se ha sido un hijo o una hija deseados no quiere decir que no se tenga que revisar el Proyecto Sentido si algún aspecto de la vida no funciona como debiera.

¿Y si, por el contrario, mamá y papá no esperaban tener un hijo? Por supuesto, esto no quiere decir que, tras la primera impresión, después no se quiera al bebé, pero esa primera impronta, la de la sorpresa, asociada a una emoción de miedo o rechazo, será la que quede impresa en las células del bebé que está por llegar. Por lo tanto, es igualmente un Proyecto Sentido de hijo no deseado. Como resultado de esto, se puede encontrar a personas con sentimiento de culpa por haber nacido, personas que se sienten no deseadas en diferentes áreas de su vida, con baja autoestima, muy necesitadas de contacto físico y cariño, y, en consecuencia, involucradas en relaciones tóxicas, ya que generan vínculos desde la necesidad y el apego.

Liberando el Proyecto Sentido

¿Sabes cuál es tu Proyecto Sentido? ¿Eres feliz con él? ¿Sientes que te potencia o que te bloquea? Si deseas soltar esa carga y poder elegir con libertad, te propongo a continuación un ejercicio para trabajar a nivel inconsciente.

Se trata de escribir una carta a tus padres, pero no a tus padres del ahora, sino a esos padres que hace equis años decidieron, o no, traerte al mundo. Es muy importante verlos en aquel momento y reconocerlos como a un hombre y a una mujer con sus deseos y anhelos. El objetivo es renunciar al proyecto que quisieron para ti. De manera simbólica, romperás el acuerdo que firmaste con ellos antes de venir a la vida y en el que aceptaste que tu existencia se daría si hicieras tal o cual cosa para ellos. Esa carta constará de dos partes: una de reconocimiento y otra de renuncia. Primero, reconocerás que te habías comprometido a realizar su proyecto: «Papá, mamá, admito que me comprometí con vosotros a realizar el proyecto de...».

En el cuerpo de la carta puedes expresar cómo te has sentido durante todos los años que has cargado con ese proyecto. Hazlo desde el agradecimiento; no culpabilices a nadie de tu existencia.

Como cierre de la carta, vas a romper con ese compromiso, renunciando al contrato: «Reconozco que me había comprometido a..., pero a partir de hoy renuncio y recupero el poder para vivir mi vida de la manera que yo quiera».

No se trata de buscar culpables, por lo que la carta no debe hacer juicios sobre lo que pasó. Simplemente, se trata de agradecer que existes gracias a ellos, pero que a partir de ahora tomas las riendas de tu vida. Una vez que la tengas escrita (puedes hacerlo en varios días), pon delante de ti dos sillas. Imagina que en una está sentada mamá y en la otra está sentado papá. Léeles la carta en voz alta, permitiendo que salga la emoción. Una vez leída, observa cómo está tu cuerpo. ¿Sientes que has liberado la emoción, o que aún guardas resentimiento? Si es así, espera dos o tres días y vuelve a repetir el procedimiento (solo la parte de leer la carta a tus padres). Una vez que hayas conseguido liberar la emoción, quema la carta y entiérrala, o bien échala donde haya agua que corra.

Y, ahora sí, deshazte de los patrones limitantes. Te mereces vivir la vida que deseas.

¿Para qué has sido proyectado/a tú?

El síntoma como aliado

El lenguaje del cuerpo

En términos generales, escuchar la palabra «síntoma» indica la presencia de una determinada enfermedad. Sin embargo, la segunda acepción de esta palabra que aparece en el diccionario dice: «Señal o indicio de algo que está sucediendo o va a suceder». Se puede decir que el síntoma es solo un mensajero, una campanita que quiere hacer una llamada de atención y poner sobre aviso para decir que hay algo que no está funcionando como debería. Por lo tanto, el síntoma es el lenguaje que utiliza el organismo para comunicarse con el individuo, el problema: que o no se conoce el idioma o no interesa escucharlo.

Habitualmente, cuando se siente un dolor físico se acude al médico (que es lo que en verdad hay que hacer) para obtener un diagnóstico sobre la procedencia del dolor y para que se receten algunas pastillas con el fin de mitigarlo. De alguna manera, lo que se busca es que el dolor desaparezca lo antes posible, porque este es un impedimento para hacer vida normal. También se puede sentir un dolor a nivel psicológico, y entonces se acudirá al psicólogo o al psiquiatra para que ayude a solucionarlo.

Si alguien acude a la consulta porque siente un dolor abdominal continuo y sus digestiones son pesadas, el médico lo palpará y quizá hará pruebas específicas para tener un diagnóstico preciso, pero nunca le preguntará: «¿Qué situación has vivido o estás viviendo en la que sientes que hay algo que no puedes digerir?». Estoy segura de que, si el médico hiciese esa pregunta y la persona fuera sincera, esta podría responder casi de inmediato. Entonces se podrían hacer las pruebas necesarias y tomar un antiácido, pero sería necesario que se liberase la tensión emocional que causa la situación indigesta para que el síntoma desapareciese. Si, por el contrario, se tomase el medicamento que recetase el médico, pero se siguiera viviendo la misma situación indigesta día tras día, no solo no se mejoraría, sino que el síntoma podría agravarse y pasar de ser una simple úlcera a convertirse en un cáncer de estómago.

Por lo tanto, lo ideal cuando haya un síntoma será ir al médico y después indagar en cuál ha sido la causa a nivel profundo. Hay que partir de la base de que el estado natural del ser es tener salud. El organismo es una máquina perfecta que sabe qué hacer para recuperarse. Es muy eficiente, hasta el punto de que cumple todas las órdenes que le damos desde la cabeza. Por consiguiente, las preguntas a realizar son: ¿qué mensaje se está enviando?, ¿es coherente?, ¿se dice una cosa, pero se piensa y se está sintiendo otra? Si no se encuentra una solución exterior, será la biología la encargada de darla desde el interior. El organismo va a responder siempre como si estuviera ante un conflicto biológico de supervivencia, y el órgano encargado de realizar la función biológica específica, en el momento de vivir un instante de estrés, hará más o menos una función para solventar la necesidad a la que se le ha expuesto. Por lo tanto, cuando esta situación estresante se soluciona, el organismo vuelve a la normalidad y el síntoma desaparece. ¿Qué ocurre cuando el conflicto ha pasado, pero el síntoma sigue presente? O bien se ha vuelto a vivir una situación que ha podido ser diferente a la primera, pero se ha experimentado la misma emoción, o bien es porque no se ha cerrado el ciclo. En la cabeza no se ha puesto punto final a la historia, sigue estando presente a nivel inconsciente y, por lo tanto, se está en alerta por si lo que pasó en aquella situación puede volver a repetirse en cualquier momento.

Personalmente, entender esto fue lo que me sirvió para solucionar un problema que tuvo mi hija mayor. Daniela tenía seis años cuando comenzaron a aparecerle aftas en el interior de la boca. Mi primer pensamiento sobre esto fue creer que se debía a que quizá se metiese las manos sucias en la boca, se mordiera las uñas o cualquier cosa parecida. Su pediatra le recetó una crema y la verdad es que se le curaban, pero al poco tiempo volvían a aparecer. Por ese entonces, yo había comenzado mis estudios en Descodificación y pude entender que debía de haber algo en su entorno que le estuviera provocando estrés. No paraba de darle vueltas a qué podía estar pasando. En casa no había habido ningún cambio y ella iba contenta al colegio. No me contaba nada que pudiera ponerme en alerta, al contrario, hablaba de su profesora con mucho cariño. Pero llegó el día en el que la recogí del colegio y, en el coche, camino al dentista, me contó que había perdido el cepillo de dientes que usaba para después del comedor. Mi primera reacción fue quitarle importancia y tranquilizarla diciendo que no pasaba nada, que compraríamos otro. Fue entonces cuando se lanzó a contarme que, en realidad, no lo había perdido, sino que dos niñas de un curso por encima del suyo se lo habían quitado. Y no solo eso, sino que a menudo la encerraban en el baño y la obligaban a meter la mano dentro del inodoro. Por supuesto, detrás de esta humillación seguían amenazas del tipo: «Si lo cuentas a alguien, va a ser peor». ¡Bingo! Ahí estaba el conflicto que se escondía detrás de las aftas. Por una parte, ella quería contar la verdad de lo que estaba viviendo, pero, por otra, se sentía obligada a callar. De manera simbólica, la boca le ardía al no poder hablar de su dolor. Es evidente que esto fue puesto en conocimiento de la dirección del colegio y se tomaron las medidas pertinentes, pero la clave fue crear un entorno seguro donde ella pudiera expresarse y, sobre todo, hacerle saber que puede sentirse a salvo porque siempre estará protegida por sus padres. Han pasado más de cinco años de aquello y no ha vuelto a tener aftas.

¿Quiere decir esto que no volverán a aparecer nunca? No. Es posible que, de vivir otra situación en la que mi hija sienta que no se puede expresar, aparezcan de nuevo, pero ahora ya sé cuál es el sentido del síntoma y solo habrá que preguntarle qué situación está viviendo, en la que siente que no puede hablar.

La lógica biológica

El síntoma aparece después de vivir una situación sobrecogedora y muy estresante, cuya energía necesita salir y ser liberada. Es una manifestación del inconsciente que va a distinguir, en el instante del drama, el grado de dolor de la vivencia, que asociará el acontecimiento a una emoción visceral y esta a un principio biológico. Cada síntoma resulta de la lógica biológica que está en relación con la función biológica del órgano implicado y detendrá su progresión en el mismo instante en el que se resuelva el conflicto. De no ser así, es porque no se ha desconectado del todo, no se ha cerrado el ciclo, o porque hay una raíz programadora que no ha sido desactivada.

¿Cómo se puede saber cuál es esta lógica biológica y cómo encontrar el origen de los síntomas y de las dificultades existenciales? La Nueva Medicina Germánica divide la lógica biológica en cuatro capas, cuatro etapas y cuatro tipos de conflictos que están en relación con el origen embriológico de los tejidos. En los primeros diecisiete días del estado embrionario se desarrollan tres capas germinales, que originan todos los tejidos y órganos del cuerpo: endodermo, mesodermo y ectodermo.

ETAPA	CAPA	CONFLICTO BIOLÓGICO
1.ª etapa	Endodermo	Arcaico, vital: atrapar el bocado
2.ª etapa	Mesodermo antiguo	Agresión y desprotección
3.ª etapa	Mesodermo nuevo	Desvalorización, falta de rendimiento
4.ª etapa	Ectodermo	Miedos, territorio y relaciones

Endodermo

El endodermo es la capa embrionaria más antigua dentro del proceso de diferenciación embrionario. Aparece alrededor de la tercera semana de gestación, y da lugar a los órganos encargados de las funciones básicas de supervivencia, las funciones arcaicas. Se necesita aire, agua, alimentos y la reproducción, por lo que en esta etapa se desarrollarán los alvéolos pulmonares, el aparato renal, el aparato digestivo y las glándulas genitales masculinas y femeninas. Esta capa está regida y controlada por el tronco cerebral. Esta primera etapa tiene como función adaptarse a las necesidades básicas en la vida, y cuando esto no sea posible generará un conflicto. Estos conflictos giran alrededor de atrapar, incorporar o sacar y escupir o eliminar el bocado.

Puede ser un bocado real (no hay qué comer) o un bocado simbólico (perder el objetivo en el último momento: casa, puesto de trabajo, herencia, etc.). También se puede hablar de bocados auditivos (perder parte de la información o no ser capaces de deshacernos de esa información oral) y de bocados visuales (no tener los ojos abiertos en el momento preciso o ver algo que no debía ser visto).

¿Alguna vez has comido con alguien y después de la comida te has sentido mal, y has llegado incluso a vomitar? Cuando esto ocurre, lo primero que se suele pensar es que la comida estaba en mal estado o simplemente que nos ha sentado mal. Pero ¿qué pasa cuando esto le ocurre solo a una de las personas que han compartido la misma comida? Encontrar la respuesta a estas preguntas es tan simple como saber cuál es la función biológica del estómago. El sistema digestivo es el encargado de transformar los alimentos incorporados desde el exterior en sustancias más simples y asimilables con el objetivo de poder ser usadas por las células del organismo. Por lo tanto, cuando después de una comida hay un malestar, debemos indagar en qué ambiente emocional se ha ingerido esa comida. ¿Junto con qué pensamientos, sentimientos y emociones se han incorporado los alimentos?

El aparato digestivo consta de muchos órganos y va desde la boca hasta el intestino grueso; pero hablo en concreto del estómago, porque durante mucho tiempo he sufrido de problemas estomacales con malas digestiones y mucho dolor. En realidad, llegué a pensar que sufría alguna enfermedad; sin embargo, los resultados de las pruebas médicas nunca detectaron nada. Por aquel entonces, tenía alrededor de veinte años, y estaba en una relación sentimental con un chico que era seis años mayor que yo. Nos conocimos en el trabajo. Primero fuimos compañeros, aunque de distintos departamentos, y unos años más tarde se convirtió en mi jefe. Allí también trabajaba su hermana; creo recordar que era un par de años mayor que yo y finalmente la nombraron encargada de mi departamento. Nunca fue santo de mi devoción, pero el problema, mi problema, vino cuando empecé a sentir no solo que ella me acosaba, sino que él, mi jefe, pero también mi pareja, no me defendía. Cada día la tragaba menos, no podía ni verla, y no solo tenía que verla en el trabajo, sino también en las reuniones familiares. ¿Te imaginas cómo terminaba mi estómago después de cualquiera de esas comidas? Cuando lo hablaba con él, este le quitaba importancia, como si fuese una tontería mía, pero, para mí, era muy real. Ella era un bocado simbólico que me tenía que tragar (era de la familia), pero que no podía digerir. Evidentemente, no fui capaz de trascender esta historia, sobre todo porque no tenía ni idea de que las emociones afectan a la salud y, como en este caso, que los trastornos digestivos tienen una estrecha relación con los afectivos. Lo único que pude hacer como salvación fue, en primer lugar, cambiar de trabajo para separarme de ella, aunque siguiera viéndola en las reuniones familiares, y recuperar así mi salud física, y, al final, separarme de él, por lo que pude recuperar también mi salud emocional.

Más tarde, y gracias a la Descodificación Biológica, pude comprender y trascender de dónde venían mis problemas estomacales. Desde entonces no he vuelto a tener ese dolor tan agudo e incómodo, y si alguna vez aparece, enseguida localizo su procedencia y puedo darle un giro a la historia.

Mesodermo antiguo

Continuando con las etapas de la embriología y una vez superada esa primera etapa de supervivencia, lo siguiente que hay que hacer es organizar la protección. Aquí es donde se desarrolla la capa del mesodermo antiguo, una capa intermedia que sirve como transición entre el endodermo y el ectodermo. Los órganos asociados a la función de protección tienen su foco de proyección en el cerebelo. Estos órganos especializados en la protección individual son las fascias que cubren cada órgano y cada músculo, las pleuras, el pericardio, las meninges, el peritoneo, la dermis y los senos. Estos últimos son los encargados de la protección familiar, del cuidado de los seres queridos.

Los conflictos asociados a esta etapa son los de protección a la integridad, el sentirse o ser agredido real o simbólicamente, el sentirse ofendido, el ser insultado. Aquí encontramos también uno de los conflictos por excelencia relacionados con la protección: el sobrepeso.

El sobrepeso

Existen muchos tipos de sobrepeso, pero todos y cada uno de ellos tienen una razón de ser, una razón bio-lógica. Hay personas que acumulan grasa solo en la zona abdominal, otras la tienen en la parte superior del cuerpo (sobre todo en el pecho), hay otras personas que tienen acumulación de grasa solo en la zona inferior (nalgas y piernas) y personas que tienen grasa por todo el cuerpo, a modo de bloque. Por otra parte, a veces el sobrepeso no es debido a la acumulación de grasa, sino por exceso de líquido, por la retención de líquidos. En este caso, el aumento de peso será muy rápido y no tendrá nada que ver con la alimentación que se esté llevando. El órgano afectado en este tipo de sobrepeso es el riñón, pero solo una pequeña parte: la que corresponde al túbulo colector renal. Esta retención hará que el cuerpo se vea hinchado, incluso en la cara. Esto es debido a que los túbulos colectores renales se cierran para que no haya pérdida de agua para el individuo (el agua es vital para la existencia). Aquí nos encontramos ante una persona que ha vivido un conflicto de vida o muerte real, que vive con angustia y con mucha inseguridad por el futuro, que ha tenido la sensación de estar sola y abandonada o que se encuentra ante una pérdida de referentes (no hay nadie que me pueda ayudar). En cuanto la persona es consciente de cuál es esa vivencia que le ha hecho entrar en estrés, siente la necesidad de orinar y la pérdida de peso será rápida, de igual manera que lo fue el aumento.

Este es el caso de una mujer que viajaba en uno de los trenes que el 11 de marzo de 2004 sufrieron un ataque terrorista en Madrid. Se dirigía a su trabajo como cada día, pero esa mañana ocurrió algo que cambió su vida. La parte delantera del tren donde viajaba, literalmente, estalló. Por suerte, no sufrió daños físicos, pero el miedo por su vida y el aturdimiento de esos primeros instantes, en los que no sabía qué había pasado ni qué podría pasar, la pusieron ante un conflicto biológico de pérdida de referentes (no sé qué pasa, ni dónde estoy, ni hacia dónde dirigirme). Sus riñones bloquearon en ese instante los túbulos colectores para asegurar su supervivencia, para que su cuerpo tuviera el líquido suficiente y evitarle la muerte. Durante varios años tuvo atención psicológica, y consiguió superar el trauma y seguir adelante, pero no bajaba de peso. Fue después de una sesión de Descodificación cuando desbloqueó el conflicto biológico y sus riñones volvieron a expulsar el líquido sobrante, y bajó de peso.

Este es un caso muy extremo en el que la persona ha sentido miedo a perder la vida por una agresión externa, pero este conflicto también lo encontramos en personas que se marchan de su país o de su casa y empiezan una vida lejos de sus familiares y de un entorno conocido. Es lo que en Descodificación se conoce como «conflicto del inmigrante», que sucede cuando nos encontramos ante una pérdida de referentes.

Por otra parte, está el sobrepeso por grasa. En este caso, el aumento de peso es progresivo, a veces incluso sin percatarse apenas de ello, pero la grasa se va instalando en algunas zonas del cuerpo. Entonces llega el día en el que la persona, al mirarse en el espejo, ve grasa donde antes no la había, y no le gusta lo que ve, y cuanto más se mira, menos se gusta. Y así se da paso al llamado «conflicto de imagen», que es cuando el ideal sobre cómo se debería ser entra en lucha con la realidad de la imagen reflejada en el espejo. ¿Hay acumulación de grasa en las piernas o en cualquier otra zona y cuanto más se mira, menos se gusta? Es importante saber que donde se pone la mirada será donde se acumule la grasa, y lo hará a modo de protección, porque es una autoagresión. Esa zona ha de protegerse de la mirada. Si cuando una persona se mira en el espejo y no le gusta lo que ve lo mira con asco, con desprecio, se pone en marcha de forma automática un circuito que hace que el páncreas produzca más glucagón, lo que hace que aumenten los niveles de azúcar en sangre (se ha activado el modo lucha) y aparece el hambre. El circuito será: me miro y no me gusto, entro en lucha con lo que veo y lo que quiero ver, necesito azúcar, me entra hambre, me hincho a comer, engordo. Esto sería el conflicto de imagen.

No obstante, el sobrepeso es multifactorial y podría haber varios conflictos relacionados con él. Sin embargo, el conflicto de imagen puede actuar como un bloqueante, impidiendo la pérdida de peso. Por ello, cuando se trabaja el tema de sobrepeso hay que intentar no mirarse al espejo y subirse a la báscula lo menos posible.

Repasemos, entonces, algunos de los conflictos que hay detrás del sobrepeso: sentimiento de desprotección, abandono, soledad, inseguridad por falta de alimento, falta de alimento emocional, necesidad de llenar un vacío emocional con comida, sentimiento de ser el sostén de algo, autoagresión, protección ante agresiones externas (maltrato) y abuso sexual. En los conflictos por abuso sexual, la zona donde se acumulará la grasa será en la cara interior del muslo, en el pubis y en las nalgas.

Sobrepeso y bullying

El sobrepeso infantil es uno de los problemas de la sociedad actual, y se ha diagnosticado como una enfermedad emergente. Existe la creencia de que cuando un niño está gordito es porque está sano; esto es lo que decían las abuelas. Sin embargo, desde los años noventa hasta hoy, la incidencia de obesidad infantil se ha duplicado. Algo se está haciendo mal. Cuando un niño sufre sobrepeso es porque no se está cuidando de forma adecuada su alimentación ni su estado psicológico. Desde la mirada de la Descodificación Biológica, la grasa tiene una función biológica, que es proteger los órganos. Cada vez conocemos más casos de acoso escolar, también conocido como *bullying*, que es un sistema de acoso sistemático que se da en algunas escuelas y se organiza por parte de uno o varios alumnos hacia uno en concreto. Es un maltrato físico o psicológico que un niño recibe por parte de una o varias personas de su entorno escolar o social.

¿Qué sucede, entonces, cuando un niño que hasta un determinado momento ha tenido un peso normal para su edad y, de repente, ha empezado a engordar sin razón aparente? Uno de los escenarios que se debe revisar es el entorno escolar, porque cabe la posibilidad de que el niño esté sufriendo acoso. Si un niño se siente agredido física o verbalmente, y es incapaz de defenderse, el cerebro ordenará que se acumule grasa en aquellas partes donde sea necesario.

En el interior del niño que sufre acoso va a haber un sentimiento de soledad, de humillación, de exclusión de un entorno que hasta ese momento ha sido «zona segura».

En general, los niños hablan con total sinceridad sobre aquello que les inquieta o les genera malestar. Pero es a partir de los siete años cuando el niño entra en una fase en la que necesita encontrarse a sí mismo, diferenciándose de los padres, y, más tarde, al entrar en la pubertad, deberá hallar su lugar en el contexto social. El niño necesita sentirse adulto y gestionar sus actuaciones y emociones por sí solo, por esta razón excluye a sus padres de este proceso y, junto con el miedo que provoca estar siendo acosado, oculta sus emociones. Sin embargo, hay cambios que se pueden percibir y que nos pondrán sobre aviso de que el niño está ocultando un gran sentimiento de dolor. Estos cambios se darán a nivel psicológico y comportamental, y se podrá observar que el niño se encierra en sí mismo, se mantiene callado, está triste o incluso busca comer en momentos en los que nadie lo ve, y, sobre todo, se percibirá un cambio brusco en el comportamiento. Pero también puede haber cambios a nivel físico, como un aumento de peso. De esta manera, es necesario indagar tanto en el entorno escolar y social del niño como en sus sentimientos. De nuevo, se debe expresar la emoción oculta, ya que se ha activado el programa biológico de protección.

¿Para qué como?

Responder a esta pregunta sería muy sencillo; cuando se come es porque se tiene hambre, pero ¿siempre es así? No, no siempre es así. Comer cuando se tiene hambre es lo ideal, al igual que dejar de comer cuando el hambre ha sido saciada. Sin embargo, muy pocas personas son capaces de hacer esto porque, la mayoría de las veces, lo que se intenta es satisfacer las necesidades emocionales a través de la comida. Se recure a la comida para sentir tranquilidad, para manejar el estrés o, simplemente, para camuflar sentimientos como el aburrimiento, la soledad o la tristeza. Y, en general, no se comen alimentos saludables, sino dulces, chocolate o comida procesada. La alimentación y las emociones están muy ligadas. Puesto que comer es una necesidad biológica, se necesita de alimentos para poder vivir, pero como somos seres sociales, también se necesita saciar el hambre emocional. La diferencia radica en que cuando se siente un hambre real, al comer desaparecerá el vacío en el estómago; pero el hambre emocional nunca va a ser satisfecha con comida, porque una cosa es llenarse y otra muy diferente es nutrirse. El organismo necesita determinados nutrientes para poder reparar células y tejidos, y esto se consigue a través de una alimentación sana y consciente. Si, por el contrario, se ingieren grasas, azúcares o harinas, no se estará proporcionando lo necesario para el correcto funcionamiento del organismo y se tendrá la sensación de hambre cada poco tiempo. Por lo tanto, lo que debemos preguntarnos es: ¿cuánto como?, ¿qué como?, ¿con qué sentimiento como?, ¿cómo me siento después de haber comido?

Incluso antes de ser un embrión, cuando el óvulo está haciendo su recorrido por las trompas de Falopio, necesita glucosa para continuar con vida y poder realizar las divisiones pertinentes.

Cuando el óvulo llega al útero, lo hace sin apenas glucosa, porque ha gastado toda su energía en completar el recorrido y necesita una inyección de azúcar para anidar en la pared del útero y continuar con el proceso de gestación. Por lo tanto, antes de tener vida ya se ha necesitado de la «dulzura» de mamá. A esto no se le da demasiada importancia, puesto que es un proceso natural; sin embargo, es el primer vínculo que se establece con la madre. Una vez fuera del vientre materno, sigue siendo mamá quien proporciona el alimento, ya sea a través del pecho o del biberón, porque lo importante aquí es que, junto con el alimento real, se está recibiendo el alimento emocional, el amor. Si se observa a una madre dando de comer a su bebé, se puede percibir el amor que siente por él en cómo lo mira, cómo lo toca, cómo se comunican sin apenas hablar. En estas acciones hay un mensaje implícito: «Tú existes para mí».

De esta manera, se va entrando en la etapa de la infancia y asociando determinados alimentos con momentos placenteros o con momentos desagradables. Seguramente, todos conocemos a algún niño o niña a los que resulta muy complicado darles de comer. No abren la boca, no quieren probar nada, comienzan a llorar y terminan vomitando, etc. Mi hermana mayor fue un ejemplo de esto. A la hora de comer, nuestra madre preparaba dos platos de puré. El primero mi hermana siempre lo vomitaba, y del segundo tomaba un poco. Cuando se acercaba la hora de la comida, nuestra madre preparaba la bañera y metía dentro a mi hermana, primero para que estuviera entretenida y segundo porque así no manchaba. Es de suponer que el hecho de que mi hermana comiese tan mal preocupase mucho a nuestra madre, ya que además tenía poco peso, por lo que de alguna manera la obligaba a comer. Por supuesto, la intención era positiva. Sin embargo, se generaron varias creencias en mi hermana: «Si no comes todo lo que se te da, mueres» y «Tengo que comer para que mamá me acepte». El resultado fue que nunca ha sabido relacionarse con la comida, lo que la ha llevado al sobrepeso desde que entró en la adolescencia.

Una reflexión en este sentido es reconocer si se necesita saciar el hambre emocional con azúcares o harinas, con dulce o salado. Si se necesita azúcar, se debe revisar qué situación se está viviendo en la que la persona está en lucha. En qué situación siente que tiene que resistir, que oponerse a algo o a alguien, qué vacío se necesita llenar o qué sentimiento de soledad se está atravesando. Si, por el contrario, se necesita harina o hidratos de carbono, cuando hay presencia de gluten, la necesidad es la de aglutinar algo, generalmente a la familia.

Mesodermo nuevo

Desde la mirada biológica, hemos visto como en la primera etapa se desarrolla todo lo relativo a la supervivencia y la perpetuación de la especie, y una vez que esto está asegurado, se desarrollan los tejidos que tienen que ver con la protección, y más tarde será necesaria la movilidad para conseguir alimento o escapar del depredador. Aquí es donde aparece la tercera etapa: el mesodermo nuevo. Es el momento en el que se crea el movimiento y un complejo sistema de huesos, articulaciones, ligamentos, músculos, tendones, la circulación sanguínea y el sistema cardiovascular. Aparece, pues, la necesidad de fuerza, rendimiento y valor. La palabra clave en esta etapa es «desvalorización».

Con relación a esta etapa, me gustaría hablar de un conflicto que, en mayor medida, sufren las mujeres y tiene su origen en la desvalorización y la impotencia: la fibromialgia.

La fibromialgia

Etimológicamente, la palabra «fibromialgia» está compuesta por las palabras *fibro* ('tejido fibroso'), *mio* ('músculo') y *algia* ('dolor'). Por lo tanto, es un dolor generalizado de músculos y tejido fibroso, como son los ligamentos y los tendones. Las personas diagnosticadas de fibromialgia, además de sentir un dolor intenso en diferentes localizaciones, donde hay músculos y tendones, padecen un enorme cansancio y la sensación de «no puedo con mi vida y no sé qué hacer». Es una patología que muchas veces incapacita a la persona para hacer una vida normal, que la mantiene en una especie de depresión porque no le permite hacer las cosas mínimas y afecta a todos los ámbitos de su vida: laboral, personal, familiar, sentimental, etc. Es un dolor que no se puede diagnosticar con pruebas médicas, ya que no existen lesiones ni causas orgánicas demostrables, tan solo mediante la palpación de dieciocho puntos llamados *tender points*. Si la persona presenta dolor en once de estos dieciocho puntos, se considerará que padece fibromialgia, o bien si la persona presenta dolor generalizado en todo el cuerpo durante al menos tres meses. No hay un tratamiento que sea efectivo para todos los síntomas, y lo que tratan es de minimizarlos mediante analgésicos y antidepresivos. Es un síntoma poco entendido y, por esta razón, las personas que lo sufren pueden llegar a sentirse incomprendidas.

Desde la mirada de la Descodificación Biológica, sabemos que antes de la aparición del síntoma la persona ha vivido una situación de mucho estrés, con gran carga emocional que no ha podido liberar y que está siendo liberada a través del síntoma. Por lo tanto, vamos a examinar qué es lo que provoca este síntoma y qué conflicto se esconde detrás. Como hemos dicho antes, la persona que padece fibromialgia pierde movilidad, puesto que el movimiento le causa mucho dolor y tiende a permanecer paralizada. ¿Qué conflicto se puede haber vivido? En general, los sujetos que padecen fibromialgia son personas rígidas que se sienten atrapadas en una situación que, además, no pueden cambiar. Asumen que es la situación que les toca vivir, y se ven obligadas a permanecer ahí, porque no les queda otra opción. Es un conflicto de dirección, puesto que me veo obligado/a a hacer algo que no quiero, a tener un contacto impuesto. En general, son personas que se sienten bloqueadas por las obligaciones familiares, porque se ven obligadas a atender a alguien que no quieren, y que ponen las obligaciones por encima de su propia vida. Esta sensación de impotencia hace que la situación sea vivida con gran desvalorización y la persona se desconecta de sí misma. Es un conflicto de dirección, y el sentido biológico es quedarse quieto para ver qué dirección es mejor tomar.

Si estás sufriendo esta enfermedad, te invito a que reflexiones acerca de cuándo has vivido una situación en la que has sentido una gran desvalorización, es decir, que no has llegado al rendimiento esperado y que te has sentido impotente de no poder hacer algo diferente a lo que estabas haciendo. ¿Quizá sientes un bloqueo en una situación familiar? ¿Estás en una relación o en un trabajo en el que no quieres continuar? ¿Te preocupa resolver algo, pero no pasas a la acción?

Ectodermo

Bien, ya tenemos asegurada la supervivencia, la protección y el desplazamiento, ahora solo falta la organización y las relaciones con los demás seres vivos. Ahora es necesaria la comunicación, el entendimiento, la observación, el ponerse en la piel del otro. Así se llega a la cuarta y última etapa embrionaria: el ectodermo. Los órganos asociados a esta cuarta etapa tienen su foco en la corteza cerebral y dan conflictos relacionados con el contacto, la separación, el territorio, el afecto, la pertenencia, el miedo frontal y el miedo por detrás (nuca). Los órganos asociados a esta etapa son la epidermis (capa más superficial de la piel), los órganos de los sentidos (vista, oído, gusto, tacto), los bronquios, las arterias y las venas coronarias, y todo lo que hace que exista relación con el otro. Cuando se habla de territorio, se hace referencia a todo aquello que la persona siente como suyo: la casa, el trabajo, el coche, la pareja, el cuarto donde se duerme, etc. Un conflicto muy común de esta etapa es la cistitis, y no hay más que buscar cuál es el sentido biológico del síntoma para descubrir cuál ha sido el conflicto vivido. En este caso, los animales orinan para marcar su territorio; por lo tanto, se debe buscar en qué momento se ha vivido una situación de invasión en el territorio (masculino) o de organización en el territorio (femenino). También son muy comunes los escapes nocturnos de los niños que tienen una edad en la que ya deberían controlarlos. Muchas veces, son niños que ya tienen superada esta etapa y, sin embargo, de repente, vuelven a orinarse en la cama. En este caso, se debe a que el niño siente una invasión en su territorio (habitación). En la mayoría de las ocasiones, coincide con la llegada de un hermano o con que se ha metido al hermano a dormir en el mismo cuarto.

Hoy en día, a nivel mundial, se está viviendo un conflicto de cuarta etapa con la epidemia de COVID-19. Hemos visto que, ante una misma situación, varias personas pueden dar diferentes síntomas porque han vivido la enfermedad de distinta manera, con diferente resentir, pero cuando se da una pandemia es porque muchas, muchísimas personas, han vivido el mismo conflicto de la misma forma, con la misma emoción. En este caso, se ha visto que el resultado del contagio por COVID-19 puede producir bronquitis. ¿Con qué está relacionado esto? Con el miedo o temor a ser invadidos por algo. Cuando se sufra este estrés, el sistema inmune se debilitará y se abrirá la puerta de entrada al virus. Tan solo es necesario un instante, en el que la persona sienta que puede contagiarse, para experimentar ese miedo. Mientras se esté viviendo con ese temor, entrará en actividad el programa biológico de supervivencia y la mucosa bronquial se ulcerará para poder recibir más aire y luchar así contra el agente invasor. Cuando se dé solución a este conflicto, y con el único objetivo de reparar esta mucosa, podrá aparecer la bronquitis.

En alusión a la alarma que se siente hoy en día, tanto por la pandemia como por el miedo a enfermar o morir, me gustaría referirme a un relato anónimo. En él se cuenta que, estando un hombre sentado a la salida de su pueblo, observa pasar a la muerte:

—¿Hacia dónde te diriges? —preguntó el anciano.

—Al pueblo de aquí al lado —contestó la muerte.

El anciano, sorprendido, preguntó que qué haría allí, a lo que la muerte contestó serenamente que tenía el encargo de matar a cuatro personas.

Pasados unos días, la muerte comenzó su viaje de vuelta, después de dejar miles de muertos. El anciano, que de nuevo la vio pasar, no dudó en reprocharle:

—Dijiste que tu misión era matar a cuatro y, sin embargo, has dejado miles de muertos. ¿Por qué lo has hecho?

—Yo solo he matado a cuatro, el resto murió de miedo.

Fases de la enfermedad

El diagnóstico

Si en algo he incidido en las páginas anteriores es en que el cuerpo reacciona de una determinada manera ante una situación muy estresante, pero ahora es el momento de profundizar un poco más en la mecánica de lo que la medicina tradicional denomina «enfermedad».

Sería maravilloso que, al acudir al médico con una sintomatología concreta, este, antes de nada y a modo de conversación entre amigos, preguntase: «¿Cómo estás? ¿Qué tal está el ambiente en casa o en el trabajo? ¿Cómo te va la relación de pareja? ¿Estás teniendo problemas económicos? ¿Estás atravesando alguna situación concreta que te tiene muy preocupado/a?». De ser así, y si la medicina tradicional contemplase la interacción entre emoción y enfermedad, muy posiblemente una persona enferma podría recuperar la salud en un espacio más breve de tiempo. Sin embargo, en infinidad de ocasiones la persona se sienta delante del profesional de la salud y se encuentra con un diagnóstico grave que ni siquiera puede digerir. Sale de la consulta no solo con un tratamiento específico para eliminar el síntoma, sino con miedo por lo que le pueda suceder a partir de ese momento. Y esto es verídico, se tiene un miedo real, se teme por la salud, por cómo será la reacción de la familia, por cómo enfrentarse a la nueva situación y, en muchas ocasiones, se teme por la vida.

Para la Descodificación Biológica, este escenario abre la puerta a una nueva dificultad: el conflicto de diagnóstico. Cuando una persona ha tenido síntomas y le han hecho pruebas médicas, está preocupada por el diagnóstico que puedan comunicarle, está en una situación de estrés. Al llegar el día que tiene la consulta con el especialista para recibir el diagnóstico, pueden pasar dos cosas: que no sea nada grave y se quede todo en un susto, por lo que la persona no vivirá el evento de forma negativa; o bien que el diagnóstico sea espinoso y entonces el paciente recibirá, junto con el nombre y apellidos de su enfermedad, un gran impacto emocional, otro bioshock que hay que sumar al primer diagnóstico.

Pongámonos en el supuesto de una persona que ha estado sintiendo debilidad en las extremidades, calambres musculares o tropiezos y caídas que la llevan a pensar que puede tener una enfermedad. Esta persona acudirá al médico y se le realizarán pruebas, como una resonancia magnética o un electromiograma, entre otras; pero antes de tener un diagnóstico preciso, quizá imagine que estas pruebas son para descartar o confirmar una enfermedad neurológica.

Cuando llegue el día en el que deba acudir a la consulta para recoger el resultado de las pruebas, esta persona se encontrará muy nerviosa por la incertidumbre que tendrá ante el diagnóstico que pueda recibir. Al sentarse delante del médico, y antes de que este empiece a hablar, ya estará leyendo sus señales no verbales: «Tiene cara de preocupación»; «Agacha la cabeza»; «Tamborilea con los dedos de la mano»... Entonces, el médico verbalizará el diagnóstico diciendo: «Hemos detectado una importante pérdida de neuronas motoras que nos llevan a evaluar la situación como esclerosis lateral amiotrófica»; y será en ese instante cuando la persona sienta que se le cae el mundo encima, que no hay nada que pueda hacer ni a lo que poder agarrarse, se disociará por completo de su persona y dejará de escuchar al médico. En su cabeza solo hay un pronóstico para el futuro: «Me voy a ver postrado en una silla de ruedas». Aquí es donde se hacen presentes los dos conflictos: por un lado, el conflicto asociado a la ELA y, por otro, el conflicto de diagnóstico.

Es de vital importancia tratar el conflicto de diagnóstico antes de descodificar el conflicto de la propia enfermedad, pues son dos conflictos diferentes que hay que trabajar por separado.

Entendiendo que la enfermedad es una llamada de atención del organismo y que el proceso de la enfermedad se divide en dos fases, es difícil comprender por qué hasta hoy, y con la cantidad de avances que ha habido en medicina, todavía una persona pueda salir de una consulta médica con poca esperanza de vida. Es cierto que hay médicos extraordinarios con un elevado estado de conciencia que acompañan a sus pacientes en sus estados emocionales, pero poco se ha avanzado en el trato personal, en ponerse en la piel del otro. Los tratamientos y medicamentos tienen que existir y funcionan, pero ¿quién se ocupa del resentir del enfermo? ¿No sería igual de importante acompañar emocionalmente al paciente?

Carácter bifásico de la enfermedad: fase fría

Aunque la figura del médico es muy importante durante el tiempo que se transita por la enfermedad, entender cuáles son los mecanismos de esta marcará un antes y un después en la recuperación de una persona. Bajo el paradigma de la Nueva Medicina Germánica y, por consiguiente, de la Descodificación Biológica, la enfermedad es un Programa Biológico de Supervivencia, es decir, se da por hecho que la naturaleza no hace nada al azar, sino que provoca el síntoma adecuado para cubrir las necesidades que han quedado descubiertas ante un momento de choque biológico. Hay que recordar que este choque biológico es un instante en el que se vive una situación inesperada, sin solución y sin expresión, y que es vivida en soledad. Según esta visión y de acuerdo con la segunda ley biológica de la Nueva Medicina Germánica, las enfermedades se desarrollan en dos etapas: simpaticotonía o fase fría y vagotonía o fase caliente. La fase fría o simpaticotonía es la primera en aparecer y lo hace cuando se sufre un conflicto, ya sea de manera repentina y sorpresiva (bioshock) o cuando algo que se ha ido generando poco a poco, gota a gota, rebasa el límite de aguante. El organismo capta una señal de alerta ante una necesidad descubierta y pone en marcha el Programa Biológico de Supervivencia pertinente.

Antes de vivir un conflicto, y si no hay ningún otro problema fisiológico, se vive en la fase de normotonía, el estado del ritmo natural día-noche, mediante el cual el organismo regula la producción de hormonas como el cortisol para alternar sueño y vigilia. El cortisol aumenta gradualmente durante el día para llevar al organismo a la actividad, mientras que por la tarde disminuye para permitir la entrada en la etapa de descanso, procediendo así a la reparación de los tejidos.

A partir de un evento advertido como peligroso (bioshock), se entra en fase de estrés, la fase activa de la curva. El organismo se encuentra en estado de alerta, en tensión permanente, que sirve para encontrar una rápida solución al problema. Mente, cerebro y órgano entran en acción para poder sobrevivir.

A un nivel mental y emocional se está estresado. Entra en acción el sistema nervioso simpático con síntomas como la preocupación por lo que ha ocurrido, alteraciones en el sueño, pensamientos recurrentes y repetitivos, falta de apetito y una vasoconstricción que provoca el enfriamiento de las manos y los pies. A nivel biológico, y dependiendo del origen embrionario al que pertenezcan, el órgano encargado de dar solución al problema hará más células o menos, más función o menos. En este momento, la medicina tradicional diagnosticará un tumor si en el órgano hay una proliferación de células, o una ulceración si en el órgano existe una reducción del número de estas. Si en la etapa en la que la persona está en conflicto activo se sometiera a un TAC sin contraste, se advertiría el llamado foco de Hamer, una mancha en forma de diana o anillos concéntricos que no es un daño cerebral, sino un cambio en la vibración electromagnética, que tiene como finalidad producir cambios celulares en un determinado órgano o tejido para lograr la supervivencia.

Carácter bifásico de la enfermedad: fase caliente

La llamada «fase caliente» o «vagotonía» es el periodo durante el cual psique, cerebro y órgano afectado pasan a invertir su polaridad dando paso a la fase de recuperación. La duración de esta fase es, en general, la mitad del tiempo que una persona ha permanecido en conflicto activo; es decir, si se ha estado en fase de estrés durante tres meses, la fase de resolución durará un mes y medio. Es importante señalar que se entrará en ella solo si el conflicto se resuelve. El sistema parasimpático será el encargado de tener el control durante ese periodo de recuperación. Se puede decir que es el momento en el que se comienza a ver la luz al final del túnel, el estrés va desapareciendo y se recupera la serenidad. Vuelve el apetito, las extremidades recuperan el calor, y el sueño poco a poco se estabiliza.

Esta fase de vagotonía se divide en dos partes. En la primera, llamada PCL-A (Post ConflictoLisis-A), los síntomas son más intensos y puede aparecer inflamación, fiebre, aumento del dolor, edema, pus, sangrado en heces u orina, o infección. En ese momento, y con la aparición de estos síntomas, es fácil pensar que hay una enfermedad; sin embargo, son manifestaciones del proceso natural de curación. Se pueden tomar remedios naturales para mitigar los síntomas, pero, sobre todo, hay que tener paciencia y tranquilidad porque el organismo está haciendo su trabajo.

En la segunda parte, llamada PCL-B (Post Conflicto-Lisis-B), los síntomas se reducen, se inicia la cicatrización de los tejidos, vuelve el apetito y la sensación de bienestar. Se pone fin al programa especial de supervivencia para dar paso de nuevo a la normotonía.

Crisis epileptoide

Entre las dos subfases de la fase de reparación (PCL-A y PCL-B) se da una activación de la fase de simpaticotonía. Al igual que si en el momento de estar en la fase fría (simpaticotonía) se realizase un TAC sin contraste se podría ver el llamado foco de Hamer, al entrar en la fase caliente (vagotonía) se podría observar un edema cerebral. De esto trata la crisis epiléptica o epileptoide (CE). Es un fenómeno muy breve en el cual el cuerpo expresa una aguda simpaticotonía que tiene como objetivo acelerar la salida del edema cerebral. Cuando el conflicto se resuelve, el foco de Hamer se diluye creando un edema que ha de ser reabsorbido y puede provocar dolores de cabeza.

Esta crisis epileptoide lleva de nuevo al organismo a tener síntomas de simpaticotonía en tres niveles: cuerpo (frío, sudor, náuseas, visión doble, estremecimiento), mente (nerviosismo, alerta, aturdimiento) y cerebro (vértigo, cefalea, intento de vaciado de la inflamación del edema cerebral).

Existen algunos síntomas específicos que hacen saber que se está ante una crisis epileptoide. Dependiendo del tipo de conflicto y del órgano involucrado, podría darse una arritmia o un infarto si se ha vivido un conflicto de territorio, calambres si lo que se ha vivido es un conflicto de movilidad, o migraña o derrame cerebral si se ha vivido un conflicto de intensa preocupación. Ahora sí, tras esta crisis epileptoide se entra de nuevo en la fase de normotonía.

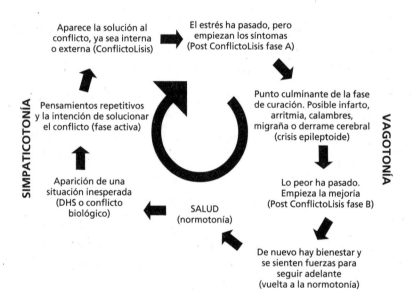

SIMPATICOTONÍA

Aparece la solución al conflicto, ya sea interna o externa (ConflictoLisis)

El estrés ha pasado, pero empiezan los síntomas (Post ConflictoLisis fase A)

Pensamientos repetitivos y la intención de solucionar el conflicto (fase activa)

Punto culminante de la fase de curación. Posible infarto, arritmia, calambres, migraña o derrame cerebral (crisis epileptoide)

Aparición de una situación inesperada (DHS o conflicto biológico)

SALUD (normotonía)

Lo peor ha pasado. Empieza la mejoría (Post ConflictoLisis fase B)

VAGOTONÍA

De nuevo hay bienestar y se sienten fuerzas para seguir adelante (vuelta a la normotonía)

Consecuencias de la fase de reparación: infección e inflamación

Una vez resuelto el conflicto y al entrar en la fase de vagotonía, en la fase de reparación, pueden aparecer inflamación o infección con el objetivo de ayudar en el proceso de evolución.

La infección es el incremento de gérmenes como hongos, bacterias o virus y se produce en la fase de reparación. Su objetivo es restaurar o eliminar los restos de la enfermedad.

En relación con la infección, es el propio doctor Hamer quien explica la actividad de los agentes infecciosos como si fueran obreros de tres clases...

Por un lado, estarían los obreros que descomponen los tumores intestinales como el *Mycobacterium tuberculosis*, pues actúan como los basureros y se encargan de retirar los desperdicios, durante la fase de curación, en los órganos gobernados por la capa embrionaria interna: el endodermo.

Después, existirían otro tipo de obreros que se encargarían de nivelar el terreno, tapando agujeros como son los virus cuya misión es rellenar el tejido dañado por ulceración. Siempre en fase de curación en los órganos gobernados por la capa embrionaria exterior: el ectodermo.

Y, por último, las bacterias actuarían como los obreros encargados de limpiar los escombros con el fin de dejar el terreno apto para una nueva construcción. Estas bacterias actúan solo sobre órganos deteriorados exclusivamente durante la fase de curación consecutiva a la solución del conflicto en la capa embrionaria media: el mesodermo. De esta manera, el organismo hace un llamamiento a los microbios para desescombrar, rellenar o nivelar tumores, necrosis o úlceras que se han producido durante la fase de conflicto activo.

Por lo tanto, y según la cuarta ley de la Nueva Medicina Germánica, se observa que los hongos, las micobacterias, las bacterias y los virus son aliados indispensables para mantener un estado de salud óptimo, y cumplen, además, determinadas funciones críticas en el organismo. Estos microorganismos tienen una importante función en la fase de sanación, ya que ayudan al cuerpo a revertir los cambios que realizó en la fase de conflicto activo. Así pues, los órganos y tejidos que pertenecen a la primera y segunda etapa embrionaria (endodermo y mesodermo antiguo) en fase de conflicto activo, aumentan su función o generan más células, lo que da como resultado un tumor, y los pertenecientes a la tercera y a la cuarta etapa embrionaria (mesodermo nuevo y ectodermo) disminuyen su función o generan muerte celular (necrosis). Una vez pasada la crisis epileptoide y entrando en la fase de curación (vagotonía), los hongos, los virus y las bacterias colaborarán en la reparación de órganos y tejidos de varias maneras: si hubo un aumento en la producción de células, actuarán hongos y micobacterias para ayudar a la eliminación de esta superproducción, y si se produjo una reducción, serán las bacterias y los virus los encargados de reparar esta función.

En conclusión, hay que saber que siempre que se presente una infección es porque, antes de la aparición de esta, se ha pasado por una situación de conflicto activo, pero no se ha sido consciente de ello, ya que no ha aparecido ningún síntoma. Los microbios conviven con nosotros en nuestro ecosistema interior y solo entran en acción cuando el cerebro da la orden al sistema inmunológico, que los regula a través de la fiebre. Jamás actúan sobre tejido sano; son enviados a las zonas donde ha habido una proliferación celular que ya ha cumplido su función, volviendo así a la normalidad.

Christian Flèche, en su libro *Mi cuerpo para curarme*, explica que la presencia de los microbios en nuestro planeta es indispensable, ya que son responsables del 90 por ciento de las reacciones bioquímicas en la Tierra. Los microbios participan en todos los ciclos de transformación de la materia.

Consecuencias de la fase de reparación: enfermedades crónicas

Si los síntomas no se resuelven con el paso del tiempo, es diagnosticada una enfermad crónica. Se denomina «enfermedad crónica» a toda aquella enfermedad que tiene una progresión que suele ser lenta y una larga duración en el tiempo. No hay un tiempo estimado desde el cual se pueda considerar que una enfermedad sea crónica; pero, en general, a partir de los seis meses es cuando pasa a considerarse como tal. Entre las enfermedades crónicas más comunes se encuentran las patologías cardiacas, el cáncer, la diabetes o las enfermedades respiratorias, pero también los trastornos mentales o la depresión se pueden incluir entre ellas, ya que, además, están aumentando mucho a nivel mundial. Por otro lado, y quizá como consecuencia de la cronicidad de una enfermedad, se encuentra el dolor crónico.

En este sentido, cuando una persona es diagnosticada con una enfermedad de este tipo se da por hecho que no hay solución, a nivel inconsciente se graba la sentencia de que no hay remedio, que se estará enfermo el resto de la vida y que muy probablemente el fallecimiento sea debido a esa enfermedad. Por esta razón, la persona pasa a asumir, desde la resignación, que la enfermedad será a partir de ese momento su compañera de vida.

Desde el punto de vista de la Descodificación Biológica, la enfermedad crónica aparece cuando un conflicto se vive de manera reiterada, lo que provoca que no se pueda completar la fase de resolución, o bien porque haya una interminable sucesión de fases activas y de resolución; es decir, porque un conflicto ha pasado a la fase de resolución, pero de nuevo se reactiva y no permite llegar a la curación total. Esta activación se puede producir por contacto directo, por un elemento raíl (como en las alergias) o por miedo (conflicto de diagnóstico). El resentir es «no logro resolver la situación y vuelvo a vivir, una y otra vez, lo mismo».

Si el proceso natural de una enfermedad es volver a la normalidad después de haber resuelto un conflicto y tras haber puesto en marcha un Programa Biológico de Supervivencia, ¿qué es lo que hace que una enfermedad se vuelva crónica? Lo crónico, ¿es la enfermedad o el conflicto no resuelto?

Siempre son el conflicto, las situaciones y emociones no resueltas lo que llevan al cuerpo a colocarse en estado de alarma. La naturaleza no deja nada al azar; es tan maravillosa que el hecho de que una persona no pueda completar la fase de curación lleva al organismo al llamado «síndrome de agotamiento». El doctor Thomas-Lamotte explica que el síndrome de agotamiento es la colocación por parte del cerebro en estado de vagotonía (fase de resolución), a pesar de que no se haya encontrado una solución al conflicto. El motivo es disminuir la actividad y facilitar la recuperación; es decir, detener la lucha para evitar un mal mayor.

El síndrome de agotamiento corresponde a la necesidad de reducir la actividad del individuo. Si una persona se encuentra en un alto grado de estrés durante mucho tiempo (simpaticotonía) porque el conflicto no se resuelve o hay recaídas, y si no tiene en cuenta los signos de alerta que está enviando el organismo, el cerebro actúa colocando a la persona en vagotonía para no sobrepasar sus propios límites. Sobrepasar esos límites podría suponer tener un ataque cardiaco o un derrame cerebral, entre otras patologías. Para el doctor Thomas-Lamotte es necesario que trascurran al menos seis meses, desde el shock inicial, sin haberse resuelto el conflicto para que aparezca el síndrome de agotamiento. Por lo tanto, es muy importante saber si las señales de estar en vagotonía corresponden a haber encontrado una solución al conflicto o si, por el contrario, se sigue en conflicto activo pero el cuerpo necesita un descanso y ha activado este proceso por sí mismo.

Consecuencias de la fase de reparación: insuficiencia orgánica

¿Qué ocurre cuando un elemento elástico, como una goma, se tensa y se comprime durante un periodo prolongado? Que pierde su elasticidad y no cumple la función de sostener. Este símil es el que se puede utilizar con un órgano que tiene insuficiencia orgánica.

La insuficiencia es la incapacidad de un órgano de realizar la función para la que ha sido diseñado. Desde el punto de vista biológico, para que un órgano llegue a no poder realizar su función correctamente y se produzca una insuficiencia es necesario que la persona viva una o varias situaciones estresantes en su día a día, con la misma emoción, pero de baja intensidad. No se vive un instante de bioshock intenso, sino que se viven pequeñas situaciones que no son muy importantes, pero sí son repetitivas.

La insuficiencia renal, por ejemplo, podría darse por uno o varios conflictos activos a la vez. Biológicamente hablando, los riñones sirven para filtrar las toxinas y otras sustancias de desecho de la sangre. Están formados por tres partes muy diferenciadas, con tres funciones diferentes y provenientes de tres capas embrionarias distintas: parénquima, túbulos colectores y vías.

El parénquima corresponde a la tercera capa embrionaria (mesodermo nuevo), y el conflicto asociado a esta, ya sea real o simbólico, tiene que ver con los líquidos. Podría ser que se haya vivido una inundación en casa (líquido real) o se tenga un problema de liquidez (líquido simbólico).

Los túbulos colectores pertenecen a la primera capa

embrionaria (endodermo), y los conflictos asociados son la pérdida de referentes, derrumbe de la existencia, abandono o sentimiento de soledad. Se puede dar cuando se vive una situación de miedo por la propia existencia (conflicto de diagnóstico).

Las vías urinarias pertenecen a la cuarta etapa (ectodermo), y los conflictos asociados tienen que ver con la pérdida o la organización en el territorio (casa, trabajo, familia, etc.). La insuficiencia renal se va a producir si hay más de un 80 por ciento de tejido renal destruido y puede ser provocada por un solo conflicto, ya sea en el parénquima o en los túbulos colectores, o bien por varios conflictos que estén afectando, al mismo tiempo, tanto al parénquima como a los túbulos colectores.

Es muy habitual que cuando una persona es ingresada en un hospital por cualquier dolencia, sufra una activación de los túbulos colectores renales, y esto sucede porque la persona se siente sola, muchas veces sin compañía y en un espacio que le es desconocido. Si además le sumase, por ejemplo, que tiene que ser sondada (para eliminar líquidos), el parénquima renal se vería también afectado, lo que daría como resultado una insuficiencia renal.

En conclusión, la biología siempre va a actuar en beneficio propio a modo de «médico interno» y de entender el proceso de la enfermedad en todas sus fases, reconociendo si se está atravesando por una fase activa o de resolución y si, con paciencia y mucho amor, es posible recuperar la salud física. Lo que hay que cuidar mucho es la salud emocional, porque será esta la que conduzca al organismo a activar estos programas biológicos de supervivencia.

No hay que olvidar nunca que el cerebro no se equivoca jamás.

Si hay dolor es porque el cerebro dice: «A reposar».

Hay que respetar esa inteligencia innata que nos ha permitido sobrevivir desde hace tantos millones de años.

RYKE HAMER

Clasificación
de los conflictos

Para la Descodificación Biológica existen diferentes tipos de conflictos que están detrás de los síntomas físicos o comportamentales que presenta una persona. Entender esto es fundamental para poder desactivar la programación inconsciente que está actuando en ese momento, además de llegar a comprender el para qué de la repetición de determinadas situaciones.

Conflicto programante

Cuando se vive una situación traumática, dolorosa, difícil o peligrosa, el inconsciente graba la información a través de los cinco sentidos para poder utilizarla en el futuro si fuera necesario. En este primer momento es cuando se codifica el conflicto programante; es la vivencia de un único instante que se imprime a nivel inconsciente. Como su propio nombre indica, es el primero, el que graba determinada información, pero no provoca síntomas.

En general, el conflicto programante se graba en edades tempranas como la adolescencia o la infancia, debido a que son periodos en los que se experimentan cambios muy importantes que se viven con emociones muy intensas y que estructuran la personalidad del individuo. Se puede tener más o menos idea de cuándo se grabó el conflicto si este se produjo a una edad en la que la persona cuenta con recuerdos, pero lo más normal es que esa programación haya sido grabada en la etapa que se denomina «Proyecto Sentido» (nueve meses antes del embarazo y hasta los tres primeros años de edad), o que venga impresa en nuestras células con las memorias de nuestro clan, lo que se denomina «transgeneracional». En ambos casos, acceder a esa información a través del consciente es imposible, por lo que será necesario hacerlo a través de las sensaciones corporales.

Por regla general, el conflicto programante no produce síntomas, solo deja la huella del impacto emocional. Sin embargo, hay casos en los que el acontecimiento estresante es suficientemente intenso para desencadenar un síntoma. En ese caso, el conflicto se conoce como programante-desencadenante.

Un ejemplo de conflicto programante es el caso de una chica de dieciocho años que ha desarrollado una alergia al sol. Con cinco años, cuando estaba de vacaciones con su familia, se despistó entre las sombrillas de la playa y, al salir de darse un baño, no encontró a sus padres. Fue recogida por una señora que estuvo con ella durante 15 minutos buscándolos. Cuando por fin los encontraron, el padre, en lugar de acogerla y calmarla, la reprendió con energía, lo que provocó en ella una gran sensación de rechazo. El síntoma (alergia al sol) apareció más tarde, con dieciséis años, cuando estaba de vacaciones en la playa con su novio y recibió una llamada telefónica de su padre en la que le reprochó haberse ido de vacaciones en contra de su opinión. De nuevo aparecen elementos raíl, como la arena, el mar, las sombrillas y el sol. A partir de ese momento, cada vez que la chica recibía el sol directo, este le producía ronchas y picazón en la piel. Pero el conflicto programante se produjo a los cinco años, cuando se perdió y su padre la regañó.

Conflicto desencadenante

El conflicto desencadenante se produce tras una situación de bioshock, que guarda relación con un conflicto programante, que está en resonancia con él y que, después de padecerlo, desencadena el síntoma como una reacción biológica de supervivencia. Aunque el origen al que se debe llegar es al conflicto programante, siempre se parte de la base del conflicto desencadenante porque él llevará a la raíz. Liberando el conflicto programante, se desactivarán todos los conflictos desencadenantes asociados.

Tomando como referencia el caso anterior de la chica con alergia al sol, el conflicto desencadenante se encontraría en el momento en el que, con dieciséis años, el padre la reprende de nuevo cuando está en la playa. Es a partir de ese momento cuando se desencadena el síntoma.

En la actualidad, cada vez es más común que niños en edad infantil desarrollen asma. Parece que no hay una causa exacta que produzca esta afección; sin embargo, y siempre desde la mirada de la Descodificación Biológica, es evidente que hay un conflicto detrás del síntoma.

Es llamativo que a un niño al que se le diagnostica asma de pequeño, le vaya remitiendo el síntoma según se hace mayor. Esto es porque el asma, claramente, tiene un enorme componente emocional.

Este es el caso de un chico de veinticinco años que vino a mi consulta porque, cada cierto tiempo, sin necesidad de seguir un patrón específico, sufría ataques de asma. Desde los siete hasta los quince años había sido asmático, pero a partir de los quince años la enfermad fue remitiendo. Por esta razón, que experimentara ataques de asma en la edad adulta resultaba muy llamativo. El conflicto programante se produjo a los siete años. Llegado el momento de hacer deberes o estudiar, su padre le sobreexigía mucho. Nada de lo que hacía estaba lo suficientemente bien. El padre se colocaba detrás de él, sobre su nuca, para revisarle la tarea y, si había algún error, lo increpaba con gritos e insultos. Este escenario era vivido por el niño como una invasión en el territorio. Para el inconsciente, en esos momentos el padre actuaba como un depredador; la sensación física del niño era un sentimiento de ahogo. Al ir creciendo y haciéndose cargo de sus estudios, el asma fue remitiendo. Pero, a sus veinticinco años, cada vez que en el trabajo sentía que era invadido por alguno de sus compañeros o que su jefe (figura simbólica de autoridad) le exigía demasiado, sufría un ataque de asma. Al final, el hecho de revivir la emoción del castigo al que era sometido por parte de su padre permitió la curación total del asma.

Conflicto autoprogramante

En el caso del conflicto autoprogramante no es la vivencia de un evento estresante y exterior a la persona lo que desencadena el síntoma, sino la forma de vivir en el propio cuerpo, es decir, cómo se ve la persona y cómo se siente consigo misma. Como resultado, se da un conflicto que se retroalimenta en forma de bucle.

Entre los conflictos autoprogramantes más comunes está el acné. El acné es una afección de la piel que se produce cuando los folículos pilosos se tapan con grasa, con lo que se forman puntos negros o granos. La piel es el órgano más grande del cuerpo humano y está formada por tres capas que pertenecen a tres etapas distintas y, por lo tanto, hablan de diferentes conflictos. La capa más externa es la epidermis, perteneciente a la cuarta etapa; la capa media es la dermis, perteneciente a la segunda etapa; y la más profunda es la hipodermis, perteneciente a la tercera etapa.

Cuando aparece el acné, la capa afectada es la epidermis y habla de un conflicto relacionado con la imagen. Tiene toda la lógica del mundo que el acné se produzca sobre todo en la adolescencia, puesto que, además de los cambios hormonales, se está en plena transición a la vida adulta; es cuando se forma la identidad y la personalidad de la persona que se llegará a ser. Para un adolescente es muy importante la relación que tiene con los demás, cómo es visto por sus iguales. Tienen la necesidad de ser aceptados en un grupo y son muy sensibles a la crítica externa.

En los conflictos de la cuarta etapa, como en este caso, el síntoma aparece en la fase de resolución. Por ello, cuando aparece el acné es porque se ha encontrado una solución al conflicto. El problema radica en que cuando la persona se mira al espejo y ve los granos, activa de nuevo el conflicto: «Si cuando me miro no me gusta lo que veo, a los demás tampoco les gustará». Como consecuencia de esto, también puede darse un bajo nivel de autoestima. Al igual que en los conflictos de sobrepeso, no mirarse en el espejo durante un tiempo, puede hacer que la fase de resolución se complete y el acné desaparezca.

Habitualmente, al vivir un conflicto de agresión a la propia imagen, el acné se manifiesta en la cara, pero también puede darse en la espalda, y en este caso hablaría de un conflicto de desvalorización, por tener muchas responsabilidades —«Cargo con todo para que no me rechacen»—, o bien en el pecho, el cual hablaría de un conflicto por miedo a ser rechazado debido a la timidez.

Conflicto estructurante

Como su propio nombre indica, el conflicto estructurante es aquel que el individuo lleva en su propia estructura, es decir, es un conflicto que lo ha acompañado desde su nacimiento, y se manifiesta cuando se han vivido situaciones estresantes de manera continua, sobre todo en la infancia y en relación con los padres.

Se podría decir que un conflicto estructurante es aquello que se ha vivido en casa de manera continua y que, aunque haya sido un patrón disfuncional, ha sucedido en la vida del individuo. Si en una familia alguien ha crecido entre gritos y disputas, esa persona se estructura con la convicción de que gritar y pelear es algo normal, por lo que en su vida adulta se relacionará con los demás de la misma manera en la que sus padres se relacionaron con él y entre sí, o bien hará todo lo contrario (a modo de reparación), es decir, no soportará los gritos o las peleas.

Cuando en una relación se concibe a un hijo, aparece el sistema familiar, se crea una nueva familia en la que dos personas que vienen de dos sistemas familiares diferentes forman un tercer sistema. Ese hijo se va a estructurar de acuerdo con lo que sus padres cargan de sus familias de origen, y para él será válido, puesto que es lo que permite que el sistema familiar siga en pie. Sin embargo, esa estructura puede ser disfuncional y crear problemas en la manera de transitar la vida cuando la persona sea adulta, porque se ha desarrollado adaptándose a ese patrón.

El ser humano aprende a interpretar el mundo en los primeros años de vida, en la infancia. Las experiencias vitales que se tienen durante esta etapa dejan una huella emocional tan importante que sobre ella se construye el carácter y la personalidad de la persona. En función de estas interpretaciones pueden surgir una o varias experiencias negativas que establezcan diferentes heridas emocionales: herida del abandono, herida del rechazo, herida de la humillación, herida de la injusticia y herida de la traición.

El niño interior

¿Qué es el niño interior? El niño interior es la metáfora que se utiliza para hablar de la esencia de cada uno de nosotros, de nuestro auténtico ser, de la capacidad innata para vivir en el presente y para el disfrute de los momentos de la vida cotidiana. Es el amor incondicional en estado puro, lo que se ve al mirar la cara de un bebé o la sonrisa de un niño. Esta esencia es la que se denomina «niño interior divino». En el lado opuesto, pero formando parte también del niño interior, se encuentra el «niño interior herido», que es la metáfora que se utiliza para hablar de esa parte infantil que está esperando ser atendida, son las carencias y los afectos que están esperando ser satisfechos. Es el niño al que le ha faltado sentirse reconocido, aceptado o atendido, y estas necesidades relacionales no resueltas se convierten en una información dolorosa que se almacena a nivel inconsciente en un periodo que va desde el nacimiento hasta, más o menos, los siete años. Por suerte, estos dos niños conviven juntos dentro de cada uno de nosotros, y conocer esta información es de mucha utilidad, puesto que nos permite conectar con cualquiera de ellos cuando sea necesario.

La infancia es una etapa en la que se es muy vulnerable, y por este motivo las situaciones que se viven con un sentimiento de miedo, soledad o falta de apoyo generan heridas que se graban a nivel inconsciente y conducen a determinadas experiencias en la vida adulta. Estas heridas surgen por varias vías: pueden ser provocadas por la vivencia de un suceso o de una experiencia dolorosos y la interpretación que se les otorga a estos, o bien porque esa experiencia es repetida en el tiempo, como los malos tratos, el abandono, o experiencias menos graves, como la llegada de un hermanito o la falta de atención por parte de los padres hacia el niño.

Sea como fuere, estas heridas aparecen porque el niño aún carece de un adecuado enfoque de la realidad y no cuenta con estrategias emocionales para entender y manejar determinadas situaciones. Toma como válido todo aquello que se le dice, y eso queda plantado como una semilla que germinará en la vida adulta en forma de miedo al rechazo, al abandono, a la humillación o a confiar. Por este motivo, y con la única finalidad de ser aceptado y protegido, el niño crea una máscara a modo de personalidad que le permite disociarse del dolor que produce la herida emocional, adaptándose así a las circunstancias del entorno que lo rodea para poder seguir adelante. En definitiva, es un mecanismo de defensa inconsciente, pero que aleja a la persona de su verdadero ser.

Cuando un niño viene al mundo, es como un lienzo en blanco, lo único que quiere es ser visto, aceptado y amado, pero no como sus padres quieren que sea o como lo ven, sino tal cual es él. Quiere mostrar su esencia, que su talento sea visto. Y no todos los niños son fruto del amor de pareja, pues muchos de ellos nacen en familias desestructuradas, son el resultado de abusos o simplemente nacen en medio de problemas amorosos o económicos, lo cual hace que los dos, o uno de los progenitores, no les proporcionen el amor que necesitan para desarrollarse en un entorno con apego seguro.

Si un niño no se siente amado, jamás piensa que sus padres son imperfectos; lo que piensa es que él no merece ser amado: «Si mis padres no me aman es porque no lo merezco». Este pensamiento va a hacer que crezca con la sensación de no valer nada, con un sentimiento de vacío porque no es visto, no es amado. Esta emoción va a llevar al niño a pasarse la vida buscando en sus relaciones interpersonales ese amor que no le dieron, y, como es de esperar, no lo va a encontrar. Buscará relaciones con personas que no lo amen, para así corroborar que no merece ser amado.

Heridas del niño interior: miedo al abandono

Como hemos apuntado, estas heridas emocionales de la infancia se pueden clasificar en cinco tipos. El primero de ellos es el miedo al abandono.

La herida del abandono es la más profunda y dolorosa de las cinco. Se instaura cuando se vive un abandono real, ya sea porque se da al hijo en adopción, porque los padres no pueden hacerse cargo del bebé y lo dejan al cuidado de otro familiar, porque alguno de los dos progenitores se marcha y no se vuelve a saber de él, por el fallecimiento de uno los progenitores o por alguna enfermedad incapacitante, como la depresión. Pero esta herida también se puede producir cuando hay un abandono emocional: padres fríos, distantes e inaccesibles desde el punto de vista emocional. Todo esto va a provocar que el niño se desarrolle con un apego inseguro.

El apego es un programa biológico que tiene como finalidad mantener al bebé a salvo. Es de vital importancia crear un apego seguro con la madre o la figura que vaya a representar a esta (madre simbólica), puesto que va a ser el referente de seguridad, amor, cuidado y protección. El apego es desarrollarse sobre una base segura exterior e interior que va a permitir relaciones sanas en la edad adulta. El apego seguro crea un progreso positivo en el ámbito emocional y social, siendo la base de la inteligencia emocional y la resiliencia de una persona.

Cuando existe un abandono, ya sea físico o emocional, no hay un apego seguro en el niño. Esto provoca en él una sensación de inseguridad que va a afectar directamente a su comportamiento. A partir de la adolescencia, cuando sale al mundo lo hace con la convicción de que no hay nadie dispuesto a cubrir sus necesidades, y por este motivo puede crear relaciones basadas en la dependencia emocional o, por el contrario, evitar la conexión y cercanía emocional con otras personas.

Estos niños generan vínculos a partir de la necesidad, no solo en las relaciones amorosas, sino también en sus amistades e incluso en el trabajo. El miedo más profundo en la herida del abandono es la soledad. Estas personas suelen tender a la victimización o a ponerse en el rol de salvadoras: «Me ocupo de los problemas de los demás para no sentir mi vacío». Tienen un sentimiento constante de que nunca reciben todo el amor que necesitan, sufren altibajos emocionales y, sobre todo, viven con mucha ansiedad por la idea de ser abandonadas por su pareja. De igual manera, con este miedo a contactar con su vacío existencial, desarrollan una máscara de persona alegre y divertida, se convierten en hiperactivas y en soñadoras, buscan el placer a corto plazo y son muy propensas a las adicciones y al sexo, huyen del dolor y nunca se sienten satisfechas. Todo esto lo hacen porque estar solas y en silencio las hace entrar en contacto con su herida emocional, con el vacío que dejó el hecho de no sentirse merecedoras de ser amadas.

Sanar la herida del abandono

Sanar las heridas del niño interior es posible; es un trabajo que requiere cierto grado de dolor, ya que hay que volver al pasado y reconectar con el sufrimiento que generó la herida, pero es la única manera de comprender el presente y construir el futuro.

El estilo de vida que llevan estas personas requiere de mucha energía, es agotador porque siempre están pensando en lo que pueden hacer al día siguiente, la semana siguiente, las vacaciones siguientes. Por esta razón, quedarse quieto, sin nada que hacer, permite contactar directamente con la herida y, desde ahí, desde el vacío, descargar la emoción y tomar conciencia de que la soledad no es igual a peligro de muerte.

Cuando se trata de sanar la herida del abandono es necesario contactar con el vacío interior. Es vital para la persona que sufre esta herida dejar de buscar distracciones. La sanación pasa por estar en silencio, solo. Se necesita contactar con las sensaciones corporales que provoca la soledad. Hay que afrontar las emociones desagradables y aprender a estar con uno mismo, contactar con la realidad interna que dice sin cesar: «Haz planes, sal, diviértete porque es la única manera de no sentir dolor».

Heridas del niño interior: miedo al rechazo

Al igual que la herida del abandono, la herida del rechazo es muy dolorosa y profunda. Tiene su origen en experiencias de no aceptación por parte de los progenitores o familiares cercanos. Aquí se encontrarían los casos del hijo no deseado, del niño accidente, del nacer con un sexo diferente al que los padres deseaban o de tener padres superexigentes que solo marcan los errores y los fallos que comete el niño, haciéndolo sentir que no es lo suficientemente bueno, lo cual lleva a pensar siempre: «No ven mis virtudes, solo mis fallos».

El niño crece adaptándose al adulto, pero sin sentir conexión emocional con la madre. La sensación interna que produce esta herida es la de no ser queridos, no ser aceptados, y la máscara que se crea en torno a esta emoción es la de pacificador. Estas personas tienden a evitar el conflicto, a huir, y no toman partido en las disputas para no chocar con nadie. Todo les parece bien siempre, les cuesta mucho poner límites y decir «no», lo que provoca que alberguen en su interior mucha ira reprimida.

En sus relaciones personales generan un apego evitativo o desapego emocional. No sienten la necesidad de relacionarse porque creen que no van a conseguir lo que necesitan. Prefieren rechazar antes de sentirse rechazados. Esta sensación está basada en los momentos en los que el bebé realizó alguna demanda y la madre no estuvo disponible para cubrirla. Como resultado de ello, en la vida adulta, los niños con la herida del rechazo se pueden convertir en personas muy perfeccionistas, ya que, al no considerarse suficientemente válidas, necesitan hacer las cosas lo mejor posible, porque creen que de esa forma serán aceptadas. Pero, de igual manera, esta herida puede provocar que la persona que la sufre busque la soledad, porque al no sentirse expuesta no podrá ser rechazada. Son personas que siempre se comparan con los demás, lo cual las lleva a juzgarse a cada momento.

Sanar la herida del rechazo

¿Quién me va a aceptar por lo que soy si mis padres no lo hicieron? La persona con la herida del rechazo duda constantemente de su derecho a existir, es por eso por lo que procura no exponerse demasiado. La herida del rechazo hace que la persona se rechace a sí misma.

El trabajo a realizar es dejar de permanecer en segundo plano con pensamientos de autodevaluación, hay que reconocer y aceptar que se es una persona valiosa y con muchas cualidades que pueden ser vistas por los demás. Tener ese sentimiento de falta de valía hace que la persona sea perezosa, por lo que es necesario establecer tareas rutinarias que, en primer lugar, harán contactar con los miedos y ansiedades, pero que con el paso del tiempo permitirán desarrollar todas las capacidades que se posean, haciendo que el disfrute sea posible.

En este caso, también es de vital importancia aprender a decir «no». El ser aceptado por los demás no pasa por hacer todo lo que ellos quieran. Hay que establecer límites y ponerse en primer lugar.

Heridas del niño interior: la herida de la humillación

En este caso, lo que se ve afectado es la autoestima. La herida de la humillación se abre cuando el niño siente o interpreta que es criticado por sus padres, que estos se avergüenzan de él, bien porque lo critican por su físico o por su comportamiento, o bien porque es comparado en público con otras personas («Eres tonto»; «Eres torpe»; «Te portas mal», etc.).

Hay que tener mucho cuidado con las etiquetas que se le ponen al niño cuando es pequeño, porque son grabadas a fuego en su alma, y el hecho de que sean aquellas personas que más le importan las que le hacen sentir vergüenza hace que el niño se vaya replegando hacia dentro, tenga una sensación de culpabilidad y deje de ver sus propias necesidades.

El sentimiento profundo es no sentirse valorado por sí mismo, y solo le da valor a hacer cosas que agraden a sus padres. Desde pequeño, se ha adaptado a hacer todo aquello por lo que sus padres se pueden sentir orgullosos, ya que con ese comportamiento recibe atención y validación.

Estas personas se esfuerzan mucho para lograr sus objetivos porque piensan que nada de lo que hacen es suficiente, siempre buscan sobresalir y, para ello, sacrifican sus necesidades y realizan tareas que les proporcionen aprobación y admiración.

Esta herida crea una personalidad dependiente. De adultos, son aquellas personas que están dispuestas a hacer cualquier cosa por sentirse útiles y valiosas. Se olvidan por completo de sí mismas al tratar de satisfacer las necesidades de los demás, con la única finalidad de no crear situaciones en las que puedan sentirse humilladas. Sin embargo, consiguen lo contrario, ya que, al ponerse en último lugar, sienten que son utilizadas por los demás, que se aprovechan de ellas. Crean una máscara de masoquismo, cuyo mensaje inconsciente es: «Me hago daño yo, antes de que me lo hagas tú». En contraposición y a modo de defensa, pueden convertirse en adultos tiranos. En cualquiera de las dos polaridades (humillar o ser humillado), son personas que se sienten muy solas, que les falta amor y tienen vergüenza por no ser lo que los demás esperan de ellas.

Sanar la herida de la humillación

En la herida de la humillación hay que trabajar la autoestima, ya que esta se halla muy dañada desde la más tierna infancia. Es necesario aumentar la seguridad personal. El valor de una persona no tiene que ver con lo que haga o con lo que los demás piensen de ella. Es necesario reconocer si se actúa acorde a las necesidades de uno mismo o para ser aceptado por los demás.

Para que las personas que sufren la herida de la humillación puedan sanarla, es muy importante que se tomen tiempo para ellas mismas, es decir, hacer lo que de verdad les apetece con el tiempo libre y dejar de dar sentido a su existencia a través de los demás. Han de convertirse en personas valientes y seguras.

Heridas del niño interior: la herida de la injusticia

La herida de la injusticia se origina cuando existen uno o ambos progenitores muy rígidos, exigentes y autoritarios. Sobre el niño hay unas expectativas muy altas, y continuamente se remarca el error sin premiar ni reconocer lo que se hace bien. Hay una constante frialdad y exigencia hacia el niño, lo que genera sentimientos de inutilidad e ineficacia, además de la sensación de injusticia. Esto hace que la relación entre padres e hijo sea muy superficial, ya que ninguno es capaz de expresar con sinceridad sus necesidades.

La sensación es la de tener que esforzarse por ser bueno para justificar su existencia. Estos niños, desde muy pequeños, son responsables e íntegros, y poseen grandes valores y principios.

Son niños que reprimen sus ganas de disfrutar, y controlan sus instintos por medio de la racionalidad. Maduran muy temprano y siempre están buscando la perfección, pero, como nada es perfecto, generan mucho enfado y resentimiento, que reprimen y ocultan porque «eso no está bien». El estrés y el enfado son características que están muy presentes en ellos.

En la vida adulta son personas extremadamente sensibles que crean como mecanismo de defensa la coraza de la rigidez, porque tienen mucho miedo a contactar con sus emociones o que otra persona entre en contacto con su mundo emocional. Suelen tener problemas para reconocer el sufrimiento, pudiendo incluso llegar a negarlo. Viven desconectadas de sus emociones.

El sentido de la justicia es para ellos muy importante, y son personas muy extremistas, defienden su opinión a capa y espada y no soportan los reproches o las críticas hacia ellas, porque esto les hace entrar en contacto directo con su herida.

Para las personas con la herida de la injusticia, su valía depende de lo que hagan y no de su forma de ser, por esta razón están siempre haciendo cosas con la creencia de que todo lo que se puede conseguir en la vida es a través del esfuerzo y del deber. No se permiten equivocarse, no suelen pedir ayuda y son muy extremistas. Paradójicamente, se convierten en lo que más odiaban cuando eran niños.

Sanar la herida de la injusticia

La palabra clave para sanar la herida de la injusticia es «aceptación». Aceptarse a uno mismo, aceptar a los demás tal y como son, con sus luces y sus sombras, y aceptar la realidad que nos haya tocado vivir. Sanar la herida de la humillación pasa por dejar de buscar la perfección en todo lo que hay alrededor: familia, trabajo, estudios, economía, etc.

La persona con la herida de la humillación ha de permitirse conectar con su esencia, con su autenticidad, con la capacidad para el disfrute. Debe deshacerse de ese personaje que ha creado para llenar el vacío de insatisfacción personal. ¿Hay una autoexigencia desmesurada? ¿Es necesario emplear tanta energía en aquello que se quiere que sea perfecto? En la búsqueda de la perfección se pierde la espontaneidad, el niño interior divino.

Sanar la herida de la humillación es romper con la frialdad y la rigidez, aceptar la sensibilidad que se esconde tras esa enorme coraza del «tengo que ser perfecto».

Heridas del niño interior: la herida de la traición

La quinta y última herida emocional de la infancia es la de la traición. Esta herida surge cuando el niño se siente traicionado por alguno de sus padres, cuando no se cumple una promesa, cuando los padres frustran las expectativas que el niño tiene puestas sobre ellos o porque elijen a otra persona en lugar de elegir al niño. En esta herida también se encuentran los casos en los que los padres han causado un daño físico o emocional al niño, lo cual lo ha llevado a vivir un trauma de forma muy temprana. Estos niños graban el mensaje inconsciente de: «Tengo que valerme por mí mismo».

Este mensaje provoca en el niño sentimientos de desconfianza y hace que su carácter se construya bajo una personalidad controladora, posesiva y desconfiada. Existe la creencia de que controlando a los demás se consigue que mantengan su compromiso, y de esta manera no ser traicionados. De adultos serán personas a las que les cueste mucho relajarse, tratarán de controlarlo todo, no sabrán manejarse en la incertidumbre y, por supuesto, no soportarán las mentiras, la traición o las infidelidades. Serán personas muy exigentes, sobre todo con los demás.

La emoción asociada a esta herida es el miedo. El mayor miedo de estos niños es sentir dolor o ser dominados, por eso ocultan su vulnerabilidad bajo el escudo de la dureza, y de esta manera sienten que no serán traicionados con tanta facilidad. Este escudo da como resultado personas agresivas que viven siempre a la defensiva, amenazantes, y confunden la necesidad de control con un carácter fuerte, haciendo lo que sea necesario para conseguir su objetivo, incluso controlar las situaciones a través de la manipulación. Sin embargo, tras esta coraza tan fuerte y atemorizante se encuentra un ser herido, débil y vulnerable que de niño no se sintió protegido por sus padres y tuvo que hacer frente a algún conflicto que le arrebató su inocencia.

Sanar la herida de la traición

Desprenderse de la dura coraza que se forma con esta herida es la mejor manera de sanarla. Es necesario que la persona que la sufre conecte con su vulnerabilidad, con su resentir profundo, que es el miedo a ser herido. Mostrarse vulnerable en determinadas ocasiones es positivo y permite a las personas de confianza la posibilidad de acompañar y arropar en los momentos de dificultad.

La única forma de erradicar la ira y la rabia que se siente es practicando el perdón. Quizá el sufrimiento causado por los padres al niño haya sido demasiado duro como para pensar que es imposible perdonarlos. Por eso es muy lícito no querer tener contacto con las personas que se considera que han sido injustas. Pero perdonar, en este caso, es comprender que las personas que han provocado el daño también tienen sus heridas y que, seguramente, en otro momento fueron asimismo dañadas. Tras este perdón llega la liberación y la posibilidad de vivir desde el corazón, y después, si se prefiere, no es necesario volver a tener contacto con los padres o las personas que crearon esa herida, pero el perdón no es tanto para ellos como para uno mismo.

Escuchar al niño interior herido

En la actualidad, y por suerte, la educación está cambiando y se empieza a dar importancia a las emociones. Comienzan a aparecer escuelas en las que incluso priorizan, por delante de aprender a sumar o restar, el hecho de reconocer y manejar los estados emocionales. Esto no solo sucede en las escuelas, pues muchos padres de hoy en día intentan educar a sus hijos en el reconocimiento de las emociones y en la importancia que estas tienen en la salud física y psicológica cuando se es adulto.

Creo no equivocarme al decir que muchos de nosotros hemos tenido que ir descubriendo, a base de tropezones y situaciones dolorosas que se han repetido en la vida, que todo lo que pasa a nuestro alrededor es sinónimo de lo que pasa en nuestro interior. Llegar a este reconocimiento puede llevar años, incluso toda una vida, y habrá personas que nunca tomen conciencia de esto, y también está bien, porque cada uno tiene un proceso de evolución diferente, pero la persona que empieza en el camino de la evolución no puede volver atrás; es un camino de «no retorno». Esta evolución no es una tarea sencilla y tampoco es placentera (al menos al principio), ya que para sanar las heridas es necesario atravesar de nuevo por el dolor; pero lo cierto es que, una vez que se toma conciencia de este hecho, se abren nuevos horizontes.

Al margen del ambiente familiar en el que se crezca, en el interior de todos y cada uno de nosotros hay una o varias heridas de las ya mencionadas. Lo que sí va a variar es el tamaño de esta herida. Cuanto más expuesto se está al daño que la provoca, más grande y profunda es y, por consiguiente, la máscara que se crea para tapar esta herida tiene mayor tamaño.

Esta máscara es un mecanismo natural de defensa y es puesta en marcha por el cerebro con la única finalidad de asegurar la supervivencia del individuo. Sin embargo, lo que consigue esta máscara, este escudo protector, no es más que actuar de un modo incoherente. La persona que sufre la herida de la traición, por ejemplo, actúa de manera controladora y agresiva cuando lo que en el fondo necesita es sentirse protegida, amada y arropada.

El primer paso, entonces, para sanar es reconocer la herida, sí, reconocer que esos padres que ahora tienen determinada edad y que pueden incluso estar desvalidos o haber fallecido no fueron los padres idílicos que se han dibujado en la cabeza. Quizá no han sido lo bastante cariñosos o no han estado disponibles física o emocionalmente para cubrir las necesidades en determinado momento, pero son los mismos padres que nos han dado la vida y que han hecho todo lo que han podido con lo que han tenido. Hay que mirar un poco más allá y ver que ellos, con toda probabilidad, tampoco tuvieron ese afecto, cariño, atención y protección que en la actualidad se les sigue demandando. Uno no puede dar lo que no tiene.

Una vez reconocida la herida hay que contactar con la emoción y la sensación física que produce, atravesarla y vaciarla, ponerle nombre, darle un lugar, un sentimiento, permitirse expresar el dolor que ha producido durante tantos años y, en definitiva, escuchar esa voz interna que se ha tratado de acallar. Tan pronto como esto suceda, y desde el adulto en el que la persona se ha convertido, se pueden tomar las riendas. Es el adulto de hoy en día el que se va a encargar de proporcionar a ese niño herido todo lo que le faltó, y lo hará sin culpabilizar a nadie, porque no se puede cambiar lo que ya ha pasado. Abrazar al niño interior es abrazarse a uno mismo, quererse con los defectos y las virtudes, pero sobre todo es deshacerse de la máscara que se creó para ser aceptados y reconocidos en primer lugar por los padres y más tarde por el resto del mundo.

Hay que dejar emerger al niño interior divino que está esperando con paciencia su turno, vivir en el momento presente, confiar en que todo es posible, todo pasa, todo se transforma si se cambia la mirada. Es un verdadero acto de amor hacia uno mismo, porque ¿quién te puede querer más que tú mismo?

Somos arquitectos de nuestro propio destino.

ALBERT EINSTEIN

Un cambio de mirada

Vivir con coherencia

Si algo hemos aprendido, gracias al viaje realizado a través de la mente inconsciente, el cerebro, las emociones, las fases de la enfermedad, la clasificación de los conflictos y las heridas de la infancia, es la importancia de tener una buena relación con uno mismo. Dependiendo de cómo sea esta relación, así será la relación con el mundo exterior y, lo que es más importante, con el mundo interior: la salud física y emocional.

Solemos transitar por la vida de manera automática, sin pensar en las necesidades que tenemos, y hay una tremenda desconexión entre las emociones que sentimos y la manera en la que actuamos. Es como si dentro de cada uno hubiera dos mensajes hablando a la par pero con información contradictoria. Por un lado nos decimos: «Tienes que hacer lo posible para ser aceptado por los demás»; y por otro lado pensamos: «La felicidad se encuentra en otra parte».

El ser humano es un animal social, y uno de sus mayores miedos es no ser aceptado en el clan o ser expulsado de este. Ese miedo tiene una raíz biológica, y es que cuando un animal está solo, sin manada, se encuentra en inminente peligro de muerte. Por esta razón, de manera inconsciente y bajo el control del cerebro arcaico, se actúa con la intención de ser aceptados por los demás (familia, amigos, trabajo, pareja). Esto no genera malestar si no se vive como una contradicción entre querer y hacer, pero suele ocurrir lo contrario. Las cosas se hacen para ser vistos y reconocidos y no por satisfacción personal.

Esta actitud es la que lleva a la persona a no ser coherente y, por consiguiente, a vivir una existencia con una total falta de plenitud. Jamás se podrá estar bien si se piensa de una manera, se siente de otra y se actúa de forma totalmente diferente. Además, en esta situación de incoherencia se están dando órdenes al cerebro para que ponga en marcha el Programa Biológico de Supervivencia pertinente y, por lo tanto, que sea nuestro organismo el que cubra las necesidades que han quedado descubiertas. Es en este momento cuando aparece el síntoma, la enfermedad, y, entonces, la persona se lleva las manos a la cabeza. Quiere saber qué ha pasado; en lugar de pensar que hay algo que está mal en su manera de sentir y actuar, piensa que es la cruz que le ha tocado vivir, que es otra prueba más a superar, o, peor aún, busca a qué o a quién echarle la culpa.

El camino de la felicidad empieza por conocerse a uno mismo, y para ello es necesario observar cómo se vive, qué se hace, si se puede expresar todo lo que se siente de una manera sana, natural, o por el contrario se vive en constante lucha.

La vida pasa esperando otro mejor momento, otra situación más propicia, otro lugar, otras personas, y en esa búsqueda se dejan de lado los verdaderos anhelos. Sin embargo, vivir con coherencia es vivir en contacto con uno mismo, respetándose, y este respeto comienza en el momento en el que se decide abandonar el sufrimiento y vivir la vida en concordancia con los propios deseos.

¿Qué te gustaría estar viviendo? ¿Cómo te gustaría relacionarte con los demás? ¿Haces lo que dices? Si sientes que no vives con coherencia, si te dejas llevar por los acontecimientos o por tu programación inconsciente, pero desde lo más profundo de tu ser, de tu alma, quieres tomar las riendas y ser tu propio maestro, te propongo a continuación un ejercicio para encontrar tu propio sentido de vida.

Solo hay una vida para cada uno de nosotros.

EURÍPIDES

Ejercicio práctico: propósito de vida

Con este ejercicio se liberarán las expectativas parentales. Se trata de encontrar un objetivo que tenga como fundamento la alegría de vivir la vida.

- En un papel, escribe cómo te gustaría estar viviendo. Hazlo en relación con aquello que te gustaría vivir de otra manera (familia, trabajo, relaciones personales o amorosas, etc.).

- Seguidamente, indica qué es lo que estás haciendo y qué es lo que podrías cambiar para conseguir tu objetivo. Cuando escribas qué es lo que podrías cambiar, hazlo en mayúsculas.
- En otro papel, dibuja una línea recta dividida por tres puntos: presente, nacimiento y concepción.
- Cierra los ojos, respira profundamente y piensa en algún momento en el que sentiste que la vida valía la pena.
- Dibuja en un papel un símbolo que puedas asociar a esa sensación de bienestar (el primero que aparezca por tu cabeza). Déjalo donde puedas verlo.
- Pon tu dedo índice sobre cada punto dibujado en la línea anterior y revisa en cuál de ellos percibes la misma sensación que al recordar el momento en el que sentiste que la vida valía la pena. Cuando lo encuentres, párate y respira profundamente.
- Dibuja el símbolo que has elegido encima del punto (presente, nacimiento o concepción) donde hayas revivido la sensación de bienestar. Puede ser que lo hayas sentido en varios puntos; en ese caso, dibuja los símbolos las veces que sean necesarias.
- Añade a la línea anterior, con un poco de distancia del punto presente, un nuevo punto: FUTURO.
- Coloca tu dedo índice sobre él, cierra los ojos y visualiza delante de ti una pantalla blanca don-

de te veas en alguna situación en la que ese proyecto ya está cumplido. ¿Qué sensación hay en tu cuerpo? Quédate unos segundos en ella, amplifícala, empápate de ella.

- Repite tres veces en voz alta: «Para la vida que estoy a punto de empezar elijo…».

- Ahora que estás ahí, te has empoderado y has tomado la decisión de empezar de nuevo, tacha de la primera hoja, donde escribiste cómo te gustaría estar viviendo, la parte donde describes qué es lo que estás haciendo y deja solo la parte donde escribiste qué es lo que podías hacer para cambiar, es decir, lo que está escrito en mayúsculas.

- Al final de esa hoja escribe tres veces: «Así sea, así es, hecho está». Debajo de esas tres líneas dibuja de nuevo tu símbolo.

- Quema la carta y tírala en algún sitio donde haya agua corriendo; si es en la naturaleza (río, arroyo, mar), mucho mejor; pero, si no, también puede ser debajo de un grifo o en el inodoro.

- ¿Cómo te sientes?

- Guarda cerca de ti el símbolo que dibujaste y, cada vez que sientas que estás perdiendo el objetivo o que no estás haciendo lo necesario para cumplirlo, míralo y revive las sensaciones que tuviste al dibujarlo, diciéndote: «Yo soy lo que elijo ser».

El orden sí importa

Existen muchas variantes que van a condicionar el carácter de una persona. Recordemos, por ejemplo, la importancia de ser un hijo deseado o no, de ser del sexo deseado por los padres, o de ser un niño accidente, ente otros. Del mismo modo, el orden que se ocupa entre los hermanos, o si se es hijo único, también va a afectar a la personalidad del individuo.

En general, cuando hay más de un hijo, los padres intentan dar el mismo amor, educación y oportunidades a todos ellos. Sin embargo, es muy complicado hacerlo a la perfección. No es lo mismo haber nacido el primero y contar con todas las atenciones de mamá y papá, que ser el tercero o el quinto. Como es lógico, la experiencia de los padres en la crianza es mucho mayor cuantos más hijos tienen, pues no viven las situaciones con tanto miedo e intensidad, y, aunque se preocupan por el bienestar del bebé, no llegan al extremo de la obsesión, como suele pasar con el primogénito.

No obstante, las necesidades físicas y emocionales de cada uno de los hijos, independientemente de la posición que ocupen, son las mismas y suele ocurrir que las necesidades físicas, como el alimento, el sueño o el cobijo, son cubiertas, pero las necesidades emocionales quedan, de alguna manera, relegadas a un segundo plano. Esto se debe al nivel de estrés y la falta de tiempo, sobre todo por parte de la madre, lo cual hace que el niño se sienta desatendido en mayor o menor grado.

Sobre el hijo mayor están puestas todas las expectativas de los padres, lo que hace que este desarrolle una personalidad más seria y responsable. Con la llegada de un hermano y el mensaje «Eres el hermano mayor y tienes que cuidar de tu hermano», el primogénito asume el rol de padre o madre, y el resto de su vida se comportará como padre o madre en sus relaciones personales. También estará sometido a la búsqueda constante de aprobación, no solo por parte de los padres, sino por el resto de sus relaciones, ya que considera que tiene que ser perfecto.

En el caso del hijo único, también llevará sobre sus hombros estas expectativas; pero es posible que, además de desarrollar una personalidad seria y responsable, llegue a la madurez antes de tiempo. Esto se debe a que estos niños han estado rodeados de adultos, sin poder desarrollar su lado infantil, lo que los convierte a su vez en personas independientes, competitivas, autoritarias y, a veces, egoístas o carentes de empatía, ya que no han tenido que compartir nada con uno o más hermanos. El aspecto positivo de esta personalidad es que suelen convertirse en líderes, ya que tienen las ideas muy claras.

De haber más de dos hijos, aparece otra posición: el hermano mediano. El hijo mediano quizá sea el más incomprendido de todos, ya que no tiene una posición definida desde un principio. Cuando nace, es el pequeño, el que se lleva todas las atenciones, pero llega un momento en el que aparece un nuevo hermano y su posición cambia. Ahora está en el medio, se siente en tierra de nadie. Pasa a sentir que no tiene un lugar definido en la familia, puede sentirse descuidado y poco considerado, y quizá desarrolle una personalidad insegura y una baja autoestima. Como aspecto positivo, suelen ser personas conciliadoras que tienden a mediar en los conflictos.

En contraposición al hermano mayor está el hijo pequeño. Los hijos pequeños han crecido sin la presión agobiante de los padres, que ya han aprendido a soltar el miedo y a relajarse con el resto de los hijos. Esto permite a los hijos pequeños mayor libertad, ya que no se sienten invadidos por la mirada de los padres, lo que posibilita el desarrollo de su lado más creativo e imaginativo porque pasan mucho tiempo en contacto con ellos mismos. Se convierten en personas muy soñadoras, con una manera muy particular de ver la vida. En definitiva, son todo lo contrario a los hijos mayores, yendo en dirección opuesta a todo lo establecido. Sin embargo, crecen con el sentimiento de ser menos que los hermanos mayores, menos queridos, y tienden a ocultar sus emociones, responsabilizándose de ellas.

Es probable que, de existir hermanos, se piense que papá o mamá tienen preferencia por alguno de ellos. En relación con el orden de nacimiento, propongo a continuación un pequeño acto simbólico donde se podrán liberar las emociones de resentimiento hacia padres o hermanos.

Ejercicio práctico: el orden no importa

- Escoge una fotografía de cada uno de los miembros de tu familia y otra tuya.
- Recorta a cada uno de ellos para tenerlos por separado. Escribe detrás del recorte de tu silue-

ta y de la de tus hermanos el número que cada cual ocupa en la familia.

- Hazte con una piedra (pequeña; es algo simbólico) en la que también vas a escribir el orden que ocupas en tu familia.
- En una cartulina del color que más te guste, haz un *collage* con las siluetas. Ponlas en el orden y con la separación que quieras; ten en cuenta que estás representando a la familia que te gustaría haber tenido.
- ¿Cómo te sientes en la posición que has elegido para ti? ¿Te has colocado cerca o lejos de mamá o papá?
- Durante nueve días deberás cargar con la piedra y escribir en la cartulina palabras que describan cómo te has sentido dentro de la familia.
- El noveno día quemarás y enterrarás (si es en la naturaleza, mejor) el *collage* junto con la piedra que has estado cargando y algún elemento dulce (caramelos, chocolate, gominolas) repitiendo tres veces: «Tengo mi lugar en la familia».

Tropezar con la misma piedra

Todos hemos oído alguna vez que la vida nos pone frente a aquello que es necesario aprender y que las situaciones se repiten una y otra vez hasta que se aprende la lección. Existe un «pozo» para cada uno, que va dañando el interior y que, a pesar de reconocer el daño que está causando, una y otra vez se vuelve a caer en él.

Este pozo pueden ser elementos internos (como pensamientos negativos y recurrentes que provocan emociones dolorosas, actitudes propias) o elementos externos (como relaciones, situaciones en las que se está involucrado o personas que son nocivas, pero de las que no se logra el alejamiento). Y esto sucede porque esos pozos son invisibles a los ojos de la persona que los tiene delante; son la programación inconsciente que se trae desde antes de nacer y que se va a encargar de poner de manifiesto, mediante situaciones y sobre todo relaciones, qué es lo que la persona tiene que trascender.

Se tropieza una y otra vez con la misma piedra, cada vez más grande, y se culpa a esta de los problemas que presenta. Esto hace que se caiga en una victimización total, eludiendo cualquier parte de responsabilidad en la situación. Por este motivo, algunas personas viven con la sensación de que todo está en su contra, pues son incapaces de aceptar las cosas tal como son y esto les genera sentimientos de frustración y resentimiento. Con esta actitud van proyectando más situaciones que las hacen entrar de nuevo en conflicto; es, en definitiva, el pez que se muerde la cola.

Este engranaje que estimula a responder siempre de la misma manera, hace muy complicada la tarea de identificar cuál es el programa inconsciente que está actuando y aleja a la persona de reconocer y aprender que hay otras posibilidades, otros caminos. Solo es posible trascender estas situaciones tomando conciencia de que son un reflejo de la vida interior. De este modo, ya no se ve la piedra como un obstáculo, sino como un trampolín hacia la construcción de la mejor versión de uno mismo.

Jorge Bucay simboliza en su poema «Darse cuenta» cómo a veces una persona se empeña en conseguir su objetivo haciendo siempre lo mismo, eligiendo el mismo camino a pesar de que con ello no solo no se consigue, sino que se sufre. Por supuesto que es imposible conseguir un resultado diferente si no se cambian las acciones; sin embargo, se pone el máximo empeño en conseguir un cambio. Se puede estar así toda la vida, porque solo la toma de conciencia puede hacer que se vean caminos diferentes y, sorpresivamente, las cosas se vuelvan más sencillas.

Ejercicio práctico: de víctima a maestro

- Escribe en un papel titulado «Situaciones» las circunstancias que se repiten siempre en tu vida y que te provocan malestar.
- En otro papel titulado «Creencias» escribe, en el mismo orden que en el primero, qué creencia limitante tienes asociada a cada situación que has descrito antes.
- Ejemplo de situación: «Todo el mundo se aprovecha de mí»; y ejemplo de creencia: «Tengo que hacer lo que esperan de mí para no ser rechazado/a».
- Cuando lo tengas todo, léelo y quédate con las que más te resuenen.

- Escribe al lado de cada creencia limitante la misma creencia, pero en sentido positivo: «Me acepto y me aceptan por lo que soy; no hay nada que demostrar».
- Durante nueve días, escribe la creencia en positivo tres veces por la mañana, seis por la tarde y nueve antes de irte a dormir. Pasados los nueve días, trascribe las afirmaciones a un papel limpio y consérvalo cerca de ti.

Has trazado nuevos caminos. Cuando percibas que estás volviendo a los viejos, lee las afirmaciones e intégralas de nuevo. Si lo crees necesario, repite el ejercicio del 3-6-9.

Liberarse de la ansiedad

Creo no equivocarme al afirmar que todos en algún momento de nuestra vida hemos sentido ansiedad en mayor o menor grado. Sentirse ansioso ante una situación complicada en el trabajo, frente a un examen o antes de tomar una decisión importante es muy normal. En estos casos, se puede decir que la ansiedad es por miedo al futuro, por miedo a algo que no ha ocurrido y que quizá nunca ocurrirá.

Además, sucede que los pensamientos que se tienen sobre los posibles escenarios futuros son negativos, lo que hace que poco a poco se vaya entrando aún más en un estado de nerviosismo e inquietud. Se siente un miedo profundo a lo que pueda pasar en el exterior, pero también en el interior; miedo a que el cuerpo no pueda soportar el estrés, la presión, e incluso la enfermedad.

Estos pensamientos llevan a la persona a tener, a nivel físico, síntomas como latidos cardiacos fuertes o rápidos, dolores y molestias inexplicables, mareos y falta de aire, lo que interfiere en la vida diaria.

La ansiedad es una emoción incontrolable que estimula al sistema nervioso central y prepara al organismo para entrar en actividad. En cuanto el cerebro detecta una situación potencialmente peligrosa, se prepara para responder de manera rápida. Esta reacción es consecuencia de la información, guardada a nivel inconsciente, de los recuerdos del pasado que están ligados a emociones y sensaciones corporales.

Cuando una persona se siente ansiosa, pierde del todo el control sobre sus pensamientos, y el hecho de no poder controlarlos e intentar evitar las sensaciones corporales hace que entre en una espiral en la que los síntomas toman el control. Hay muchas personas que, cuando comienzan a sentir ansiedad, tratan de evadir esa sensación con comida, alcohol, dulces, tabaco, etc. Sin embargo, realizar cualquiera de estas acciones no libera la ansiedad, pero sí puede llevar a la persona a caer más tarde en un sentimiento de culpabilidad. Por lo tanto, cuando se presente un cuadro de ansiedad lo mejor que se puede hacer es pararse a sentir la respiración, concentrarse en el cuerpo y respirar.

A otro nivel, pero con la misma tonalidad de ansiedad, están los ataques de pánico. El ataque de pánico es un episodio de ansiedad muy intenso y repentino que va acompañado de sensaciones físicas desagradables, como ahogo, mareo y fuertes palpitaciones. A diferencia de la ansiedad, en la que la persona puede reconocer la aparición de los síntomas, ya que es algo progresivo y prolongado en el tiempo, el pánico sucede de manera repentina y sorpresiva. La persona puede estar realizando cualquier tarea y, de golpe, comenzar a sentir intranquilidad.

Desde el punto de vista de la Descodificación Biológica, el ataque de pánico está relacionado con un miedo frontal. Se trata de un miedo a algo que viene de frente y que es vivido con una impotencia total. Esto sucede, por ejemplo, cuando se presencia una situación ante la que no se puede hacer nada y nos sentimos impotentes. También tiene que ver con una situación que llega de repente y ante la que la persona siente miedo a que el cuerpo no aguante, como, por ejemplo, tras recibir un diagnóstico de una enfermedad grave.

Ante estas situaciones, es muy importante recordar que, aunque los síntomas de un ataque de ansiedad o de pánico son muy desagradables, no son peligrosos. Lo único que se consigue con pensamientos catastróficos es que los síntomas sean mayores y aumente el miedo. Si se tiene la certeza de que es algo momentáneo y, sobre todo, de que no es peligroso, disminuirá el estrés y se recuperará el control de manera rápida.

Ejercicio práctico: todo está en la cabeza

El ejercicio que propongo a continuación sirve para calmar la ansiedad cuando aparecen los primeros síntomas.

- Piensa en una situación que hayas vivido y que te genere miedo. Hazlo de manera precisa (tiempo, espacio, personas, detalles).
- Ponle un título y escríbelo en un papel.
- Haz una bola con el papel y, con los ojos cerrados, pásala por tu cuerpo, pero sin tocarlo. Hazlo de diferentes formas: rápida, lenta, más cerca, más lejos.
- Observa qué sensaciones corporales aparecen de repente.
- Detente allí donde sientes algo más fuerte y di en voz alta qué sentimiento surge.
- Quédate con esa emoción y amplifícala hasta que notes algún cambio, hasta que se vacíe.
- En esa situación, ¿qué es lo que te faltó?
- Piensa ahora en una situación en la que sí hubieras contado con ese recurso. ¿Cómo te sientes?
- Si ese recurso tuviera un color, ¿cuál sería? Y si fuera un objeto, ¿qué sería?
- Vuelve al instante en el que sentiste miedo y tíñelo de ese color visualizando el objeto. ¿Hay algún cambio?
- A partir de ahora, en el momento en el que co-

miences a sentir que vas a tener un ataque de ansiedad o estés ante un ataque de pánico, toma este recurso mentalmente, reviviendo la sensación de bienestar que te produce, y respira lenta y profundamente desde el diafragma.

Ciclos Biológicos Celulares Memorizados

Marc Fréchet, psicólogo francés dedicado a la psicooncología, desarrolló un concepto al que denominó Ciclo Biológico Celular Memorizado, basado en la observación que hizo acerca de numerosas repeticiones de eventos que sucedían a lo largo de la vida de las personas, como accidentes, síntomas, traumatismos, shocks, etc. Este concepto hace referencia a que aquello que ocurrió en un determinado momento, con una gran tensión, se puede repetir cíclicamente en la vida de la persona.

Cuando se sufre un gran shock físico o psíquico que genera un conflicto que no se resuelve, el inconsciente lo guarda como un programa en la memoria celular, como una creencia destinada a repetirse en el tiempo a través de otros eventos que tienen en común resentimientos parecidos. Y para generar una comprensión de estos hechos, hay que traer a la conciencia dichas experiencias y relacionarlos, aunque en apariencia parezcan desconectados. Por lo tanto, los Ciclos Biológicos Celulares Memorizados son un conjunto de fenómenos o situaciones que se repiten ordenadamente en el tiempo.

Así, el hecho de que una persona se cayera de la bicicleta a los doce años, podrá conducir al cerebro a generar un accidente de moto a los veinticuatro años y a otro evento relacionado, como el de una pérdida financiera, a los cuarenta y ocho años. En este caso, la emoción oculta será también esa impresión de «caerse», y esto ocurrirá en una fecha matemática precisa que coincidirá con la fecha del evento primario.

El cerebro memoriza la fecha determinada y la edad del conflicto. El interés de la repetición es tener una segunda oportunidad de resolver el problema. El caso de la experiencia de la caída en bicicleta podría ser la representación de los Ciclos Biológicos Celulares Memorizados horizontales. A partir de la edad con la que se experimenta el primer evento, esta se va duplicando y se vuelven a experimentar situaciones relacionadas con el primero.

Reconectar con el sentido del ciclo permite desprogramar y que el cuerpo entre en fase de reparación.

LÉON RENARD

Ejercicio práctico: rompiendo ciclos

El objetivo de este ejercicio es aprender a calcular los Ciclos Biológicos Celulares Memorizados verticales para poder observar si hay algún patrón que se repite cíclicamente.

Se parte de la edad de 0 años, ya que el nacimiento es el primer momento de autonomía (el niño está listo para respirar). Después se pone la edad de emancipación, pero si aún no se está emancipado, se tomará como referencia la edad de la independencia económica. Entonces, este número se va multiplicando por dos hasta que se supere la edad actual. Luego se coloca la edad actual en la línea que corresponda y, por último, se pone la edad a la que aparece el síntoma (enfermedad, accidente, fracturas, rupturas, etc.). Para calcular los ciclos, hay que restar la edad del síntoma a la edad de la emancipación. En el ejemplo siguiente se ve cómo, de acuerdo con los datos que se tienen en cuenta en este caso, los ciclos son de diecisiete años.

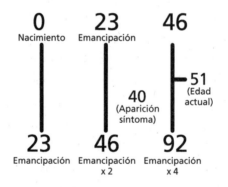

Conocer la duración de los ciclos permite comprender y trascender el para qué de la repetición de determinados eventos. Haciendo consciente la información, dejará de producirse la repetición.

Estás vivo/a

¡Mientras hay vida, hay esperanza! A lo largo de la vida se pueden presentar situaciones difíciles y dolorosas a las que es será difícil, casi imposible, hacer frente con actitud positiva. Sin embargo, esta no se detiene y es una elección propia decidir o no encontrar un sentido por el que merezca la pena seguir vivo.

Viktor Frankl, neurólogo, psicólogo y psiquiatra austriaco, estuvo prisionero en varios campos de concentración nazis durante la Segunda Guerra Mundial. Él y otros prisioneros eran brutalmente golpeados, y como alimentación recibían una taza de sopa y un pedazo de pan tan solo una vez al día; sin embargo, debían realizar enormes esfuerzos en los trabajos a los que se los sometía. Al menor signo de agotamiento, eran enviados a la cámara de gas. Muy pocas personas de las que entraron en un campo de concentración salieron de él con vida.

En su libro *El sentido de la vida*, Viktor Frankl describe cómo podía identificar a aquellos que estaban a punto de morir. Percibía en ellos una falta de interés por su aspecto físico. Dejaban de asearse y de afeitarse para mostrarse como prisioneros debilitados y, por lo tanto, incapaces de los trabajos que debían realizar. Al cabo de los días enfermaban y eran enviados a la cámara de gas, dado que ya no eran útiles para seguir trabajando. Esto llevó a Viktor Frankl a la conclusión de que se habían abandonado, convirtiéndose así en víctimas de lo que los rodeaba y, perdiendo el interés por vivir, habían tirado la toalla. Sin embargo, Viktor Frankl logró salir adelante. Encontró sentido a su vida y en todo ese tiempo jamás dejó de pensar en la posibilidad de volver a reunirse con su familia. Tener proyectado en su mente el escenario en el que este encuentro sucedía, le dio la fuerza suficiente para no perder la esperanza.

En la historia de Viktor Frankl se puede ver que la esperanza no solo fue su compañera de viaje durante un tiempo, sino que aferrarse a ella le proporcionó una razón para no darse por vencido y seguir adelante. Según el diccionario, la palabra «esperanza», del latín *sperare* ('esperar'), es el estado de ánimo que surge cuando se presenta como alcanzable lo que se desea. Se podría decir que la esperanza es la posibilidad de traer el futuro al tiempo presente.

Tener esperanza cambia la vida. Es algo más que fuerza interior; es un motor que se halla a un nivel muy profundo, que hace sentir que en el camino hay algo por lo que merece la pena seguir adelante.

Activar esta fuerza es sencillo, pero requiere de práctica diaria y exige dejar de enfocarse en los obstáculos. No se trata de dejarlos de lado o de ignorarlos, porque no van a desaparecer por sí solos, pero es necesario orientarse hacia la búsqueda de una solución y, sobre todo, elegir bien la actitud con la que enfrentarse a ellos.

La esperanza requiere pasar a la acción. Es decir, no solo por pensar que una situación no es tan negativa como aparenta significa que se tenga esperanza. En este caso, lo que se tiene es optimismo. El optimismo es la capacidad de ver y de juzgar el aspecto más favorable de las cosas; mientras que la esperanza implica realizar acciones para que ese futuro que se anhela se haga presente. La esperanza es una proyección futura que permite el crecimiento interior, es decir, trabaja desde dentro, pero se proyecta hacia fuera.

Supongamos que a dos personas les han diagnosticado la misma enfermedad grave. Una de ellas es optimista y piensa que se curará porque el tratamiento al que va a ser sometida funciona en un porcentaje muy elevado. La otra persona, esperanzada, además de esto toma conciencia de que hay algo en lo más profundo de su ser, en sus pensamientos y sentimientos, que no es coherente, y emprende así su crecimiento interior. Esta segunda persona escuchará y atenderá sus necesidades, y cambiará sus relaciones y su estilo de vida en cuanto a la alimentación y el deporte. O sea, comenzará a trabajar para proyectar el futuro, es decir, cuando haya recuperado la salud. Por ello, esta segunda persona no solo recuperará su salud, sino que también retomará la conexión consigo misma. Aprenderá la importancia de priorizarse y no dejará en manos de nada ni de nadie su bienestar. Se liberará de necesidades, de apegos y, sobre todo, del miedo y el rencor.

Al hombre se le puede arrebatar todo, salvo una cosa, la última de las libertades humanas, la elección de la actitud personal que debe adoptar frente al destino para decidir su propio camino.

VIKTOR FRANKL

Epílogo

Volver al origen

Llegados a este punto, me gustaría hacer un breve recorrido por las partes más importantes de lo que hemos tratado hasta el momento para que, si estás atravesando por una enfermedad o hay algún área bloqueada en tu existencia, puedas revisar en tu línea de la vida dónde comenzó todo. Recordemos que se llama «línea de la vida» al periodo de la vida de una persona que comprende desde sus antepasados hasta el momento presente, pasando por la concepción, el embarazo, el nacimiento y la primera infancia (de los 0 a los 7 años, aproximadamente). En cualquiera de estas etapas se puede encontrar la vivencia dolorosa que ha codificado un síntoma. Sin embargo, de esta primera vivencia tan solo quedará guardada a nivel inconsciente la huella emocional asociada al evento, para que, si en un futuro se volviese a experimentar otro evento doloroso vivido con la misma emoción, el síntoma pudiera actuar a modo de alarma. Recordemos que el síntoma es el lenguaje del cuerpo.

Esta primera impronta es denominada «conflicto programante» y, en general, suele encontrarse en el periodo llamado «Proyecto Sentido»; es decir, la emoción se ha podido engendrar con el bebé, incluso nueve meses antes de la concepción. Revisar este periodo es de suma importancia, puesto que es muy habitual encontrar que la emoción o las emociones que en la actualidad bloquean a la persona han sido traspasadas de la madre al bebé y, sin embargo, al estar escondidas en el inconsciente, la persona no es capaz de reconocer su procedencia.

Por lo tanto, siempre hay una semilla plantada en el inconsciente que genera una programación con la única finalidad de que la persona tome conciencia de ello y pueda liberarla. ¿Cómo se puede observar esto? A través de las situaciones repetitivas y dolorosas, o al menos molestas, que se experimentan en el día a día en diferentes áreas, como el trabajo, la economía, el amor o las relaciones familiares, entre otras. Esta semilla brotará en cuanto se experimente una situación que despierte de nuevo esa primera emoción, el llamado «conflicto desencadenante». A partir de aquí, se empezarán a experimentar eventos de manera repetitiva, lo que llevará a la persona a transitar de una manera determinada por la vida, o bien se experimentará un único evento sorpresivo, dramático, sin solución, sin expresión y vivido en soledad. Este único evento es denominado bioshock o DHS (Síndrome de Dirk Hamer).

Lo que determinará la magnitud del síntoma será la duración en el tiempo y la intensidad con la que se viva el conflicto.

Cuando se presenta un conflicto, hay una necesidad

que queda descubierta. Esta necesidad es captada por el cerebro, que se encarga de poner en marcha un Programa Biológico de Supervivencia con la finalidad de dar una solución interna si no existe una solución externa. Si el conflicto es leve, es algo de poca importancia, se resuelve rápidamente y la persona no se mantiene en la emoción, y los síntomas son livianos, quizá una migraña o un constipado. Sin embargo, si el conflicto es vivido con gran intensidad o la persona no consigue sacárselo de la cabeza alargándolo en el tiempo, el cerebro entra en acción y ordena a un órgano determinado hacer más o menos función, más o menos tejido.

Dependiendo de la etapa embrionaria a la que pertenezcan estos tejidos, se verá afectada una parte del cerebro y un órgano en concreto. El cerebro está dividido en cuatro zonas bien definidas, que se corresponden con las cuatro etapas evolutivas del ser humano:

- El cerebro reptiliano, primitivo y profundo, que, hasta hoy, compartimos con el reino animal. Regula las funciones básicas de supervivencia (respiración, nutrición, eliminación y reproducción). También es el encargado de dar respuestas agresivas como la huida, la pelea o la inhibición de la acción. Está formado por el tronco cerebral y pertenece a la etapa embrionaria del endodermo.
- El cerebro límbico, emocional e intermedio, que es el asiento de respuestas afectivas como el temor, la agresión y los recuerdos. Es el encargado de regular las emociones, actúa como un filtro que controla el

paso de la información y hace de mediador entre consciente e inconsciente. Está formado por el tálamo, el hipotálamo, el hipocampo y la amígdala, y pertenece a la etapa embrionaria del mesodermo antiguo.

- La médula o sustancia blanca, que es la encargada de controlar el aparato musculoesquelético y la sangre. Pertenece a la etapa embrionaria del mesodermo nuevo.
- El neocórtex, cerebro racional o pensante, que aparece en la última etapa evolutiva del ser humano, siendo la más importante, dado que engloba a las más primitivas. Permite el pensamiento racional y la comprensión de las relaciones pasadas o la proyección hacia el futuro.

Por lo tanto, los conflictos se pueden dividir en cuatro tipos, que están estrechamente relacionados con las cuatro etapas evolutiva y que, a su vez, afectan a diferentes órganos:

- 1.ª etapa (endodermo) → Supervivencia → Sistema respiratorio, urinario y reproductivo.
- 2.ª etapa (mesodermo antiguo) → Protección individual y familiar → Dermis, pecho, pericardio, pleura, peritoneo.
- 3.ª etapa (mesodermo nuevo) → Rendimiento, valor → Huesos, músculos, tendones, cartílagos, ganglios, gónadas, riñones, suprarrenales.
- 4.ª etapa (neocórtex) → Relaciones, territorio → Epi-

dermis, órganos de los sentidos, bronquios, coronarias, retina.

Ante un conflicto vital (real o imaginario), de no ser suficientes las estrategias de supervivencia como la huida, el ataque o la inhibición de la acción (parálisis), se pone en marcha un Programa Biológico de Supervivencia, dando como resultado un síntoma, una enfermedad.

Toda enfermedad es de carácter bifásico, es decir, se desarrolla en dos fases. La primera fase aparece cuando se vive el conflicto ya sea de manera sorpresiva (bioshock) o cuando es algo que se va generando poco a poco hasta rebasar el límite de aguante. Esta fase es conocida como «fase fría» o «simpaticotonía». Una vez solucionado el conflicto, ya sea externa o internamente, el organismo debe volver a su estado normal, dando paso con ello a la fase caliente o vagotonía, que es la fase de recuperación. Esta fase, a su vez, se divide en dos partes. En la primera parte (PCL-A), los síntomas son más intensos y puede aparecer inflamación, fiebre, aumento del dolor, pus, edema, sangrado en heces u orina o infección, lo que lleva a la persona que los está experimentado a pensar que existe una enfermedad; sin embargo, es un proceso natural de curación. En la segunda parte de la fase de recuperación (PCL-B), los síntomas se reducen, se inicia la cicatrización de los tejidos y vuelve el apetito y la sensación de bienestar. Con esta última parte de la fase caliente se pone fin al Programa Biológico de Supervivencia para volver a la normalidad (normotonía).

Entre estas dos subfases de la fase de reparación se da una activación de la fase de simpaticotonía, conocida como «crisis epiléptica o epileptoide». Este es un fenómeno muy breve en el cual el cuerpo expresa una aguda simpaticotonía que tiene como objetivo acelerar la salida del edema cerebral. Existen algunos síntomas específicos que hacen saber que se está ante una crisis epileptoide. Dependiendo del tipo de conflicto y del órgano involucrado, podría darse una arritmia o un infarto si se ha vivido un conflicto de territorio; o sentir calambres si lo que se ha vivido es un conflicto de movilidad; o migraña o derrame cerebral si se ha vivido un conflicto de intensa preocupación.

Los órganos pertenecientes a la primera y segunda etapa embrionaria, cuyos conflictos se asocian a la supervivencia (1.ª etapa, endodermo) y a la protección individual o familiar (2.ª etapa, mesodermo antiguo), expresan la utilidad del síntoma en fase de estrés. Es decir, cuando se está en conflicto activo, el órgano en cuestión realiza más función o produce más células y hace visible el síntoma.

Los órganos pertenecientes a la tercera y cuarta etapa, cuyos conflictos están asociados al rendimiento y al valor (3.ª etapa, mesodermo nuevo) y a las relaciones personales y al territorio (4.ª etapa, ectodermo), expresan los síntomas en fase de reparación. Realizan menos función o producen menos células, y a pesar de parecer que se está enfermo, es todo lo contrario: se está volviendo a la normalidad.

Un mundo ideal

Desde que empecé mis estudios en Descodificación Biológica ha habido un cambio radical en mi manera de ver la vida y de enfrentarme a las situaciones que se me presentan. Entender en profundidad todo lo que he contado en estas páginas me ha hecho ver que hay un orden natural y universal contra el que no se puede luchar. La naturaleza es perfecta, el problema es la forma en la que nos relacionamos con ella.

Lo primero que cambió fue mi manera de escuchar, tanto a mí misma como a las personas que me rodeaban. Muchas veces, me sorprendía prestando atención a las conversaciones de las personas que me rodeaban en un restaurante o mientras viajaba en transporte público. Pude darme cuenta de que la queja era una constante en la vida de muchas personas. Eso sí, la culpa siempre era de algo o de alguien. Más tarde, lo que cambió fue mi discurso para con los demás. Ahora, al hablar con amigos o familiares no decía lo querían escuchar, sino que los ponía frente a su realidad, por supuesto sin juicios y desde el respeto. Veía tan claras las soluciones a sus problemas que no entendía cómo no se les caía la venda de los ojos. Me parecía que todos teníamos dentro las respuestas y me frustraba cuando, a pesar de que me escuchaban y parecían entenderme, no realizaban los cambios necesarios.

Y ahí es cuando empezó otro aprendizaje para mí. No se puede empujar al río para que vaya más deprisa. Por mucho que me duela, cada persona está en un punto de evolución diferente y hay que respetar los ritmos. Es muy difícil salir de la zona de confort, primero porque la mente inconsciente no deja y después porque el miedo a lo desconocido paraliza.

Tengo que reconocer que interiorizar esto hizo que

me sintiera más libre, porque si yo daba información a una persona y esta no la utilizaba a su favor, no era responsabilidad mía, simplemente no era su momento, y estaba bien así. También pude experimentar todo lo contrario cuando, en cualquier sitio y en cualquier momento de una conversación, le entregaba a la persona la clave del para qué de sus bloqueos.

Desde entonces, no he dejado de pensar en lo maravilloso que sería poder aunar la medicina tradicional con la Biodescodificación. Es un tándem perfecto. Creo no equivocarme al afirmar que la mayoría de las personas, cuando sienten un dolor físico, acuden al médico especialista, y cuando lo que sienten es un dolor emocional, acuden al psicólogo (aunque también creo que la mayoría de las personas que sienten dolor emocional intentan esconderlo pensando que ya pasará). Por esta razón, es necesario que una persona que enferma, sea cual sea la gravedad de la enfermedad, se sienta acompañada, entendida y arropada por alguien que la lleve de la mano a buscar en el dolor, a darle expresión a los sentimientos profundos, a poner palabras a aquello que está gritando desde su interior.

De esta manera, el especialista se encargaría de hacer las pruebas necesarias para tener un diagnóstico concreto y el acompañante en Biodescodificación la ayudaría a vaciar las emociones y a entender que lo que se conoce como «enfermedad» es un proceso biológico natural, y los síntomas que pueda estar sintiendo quizá respondan a la fase de resolución.

Creo que, si el paciente interiorizase este nuevo paradigma, podría restar el factor miedo, tomando su tratamiento como algo complementario y no como una sentencia. No quiero decir con esto que superar la enfermedad sería algo gozoso, pero probablemente sería algo definitivo. Como dice el refrán, muerto el perro, se acabó la rabia.

En definitiva, si esta guía ha llegado a tus manos es porque así tenía que ser; las cosas no suceden por azar. Por esta razón, deseo de todo corazón que hayas podido encontrar entre estas páginas tu clave, la que te permita hacer el cambio que necesitas, empezando de nuevo si fuera necesario, soltando la culpa, queriéndote, escuchándote, poniéndote en primer lugar. Y si no la has encontrado, te animo a seguir buscando en otro lugar, quizá con otra terapia diferente, pero sin desistir, porque el viaje de evolución es un camino de no retorno.

A modo de cierre, me gustaría contarte que llevo días pensando en cuál sería la mejor manera de terminar este libro. Ojeando Facebook, llegó mi clave en una publicación titulada «Consejos de Vida». En ella preguntaban a algunos ancianos, todos de más de ochenta años, cuál sería el consejo que darían a la gente joven. Yo me quedo con uno, el que creo que tú también tienes que escuchar, independientemente de tu edad:

«No aguantes nada que no te haga feliz».

Agradecimientos

¿Por dónde empezar cuando hay tantas personas a las que mostrarles mi agradecimiento? Quizá pueda comenzar por lo más sencillo, aunque no por ello menos importante. Deseo dar las gracias a Raúl, mi compañero de vida, quien siempre me apoya en todas las decisiones que tomo, a pesar de no entender y, muchas veces, no compartir mi punto de vista. Gracias por acompañarme, valorarme, respetarme y hacerme ver que todo es posible. Gracias por ser y, sobre todo, por estar. Con Raúl he formado mi propia familia y he ganado una familia política. Aunque nada de esto habría sido posible sin mi familia de origen: mis padres, hermanas, primas e incluso los familiares a los que no he llegado a conocer, pero que me han encargado la labor de «podar» el árbol familiar para que crezca más sano y fuerte.

Estas líneas son el fruto de un trabajo en equipo. Tere, a quien conocí en mi etapa escolar, me animó a construir y a elaborar el primer boceto del libro. María José, mi hermana mayor, ha leído y revisado con mucho amor y dedicación cada palabra para que el contenido fuese comprensible, y Oriol, mi editor, ha confiado en mí para transmitir el mensaje.

Por supuesto, a todos ellos se les suma el apoyo incondicional de mis amigos que conozco casi de toda la vida, mis amigas del alma y las amigas que he ido haciendo con el paso de los años en la puerta del colegio, a través de las redes sociales, en las casas donde he vivido o en los cursos a los que he asistido. Creo que por eso dicen que todos tenemos dos familias: una es la elegimos antes de venir al mundo y la otra es la que vamos formando en las diferentes etapas de la vida.

Gracias a todas las personas que se han puesto en mis manos para aliviar su dolor, porque a partir de esas experiencias he comprobado que todo tiene una razón y que la felicidad no está en manos de nadie.

Gracias, Daniela y Pablo, por haberme elegido como madre, gracias por ser mi espejo y mostrarme mis debilidades, pero, sobre todo, gracias por vuestro amor incondicional incluso cuando no lo he merecido.

No quisiera olvidar a nadie, pero muy probablemente lo esté haciendo, así que si has formado parte de mi vida en un pasado o formas parte de mi presente: GRACIAS, GRACIAS, GRACIAS.

«Para viajar lejos no hay mejor nave que un libro».

EMILY DICKINSON

Gracias por tu lectura de este libro.

En **penguinlibros.club** encontrarás las mejores
recomendaciones de lectura.

Únete a nuestra comunidad y viaja con nosotros.

penguinlibros.club

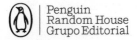